國際生醫翹楚

血小板先生

伍焜玉傳

賴璿萱 著

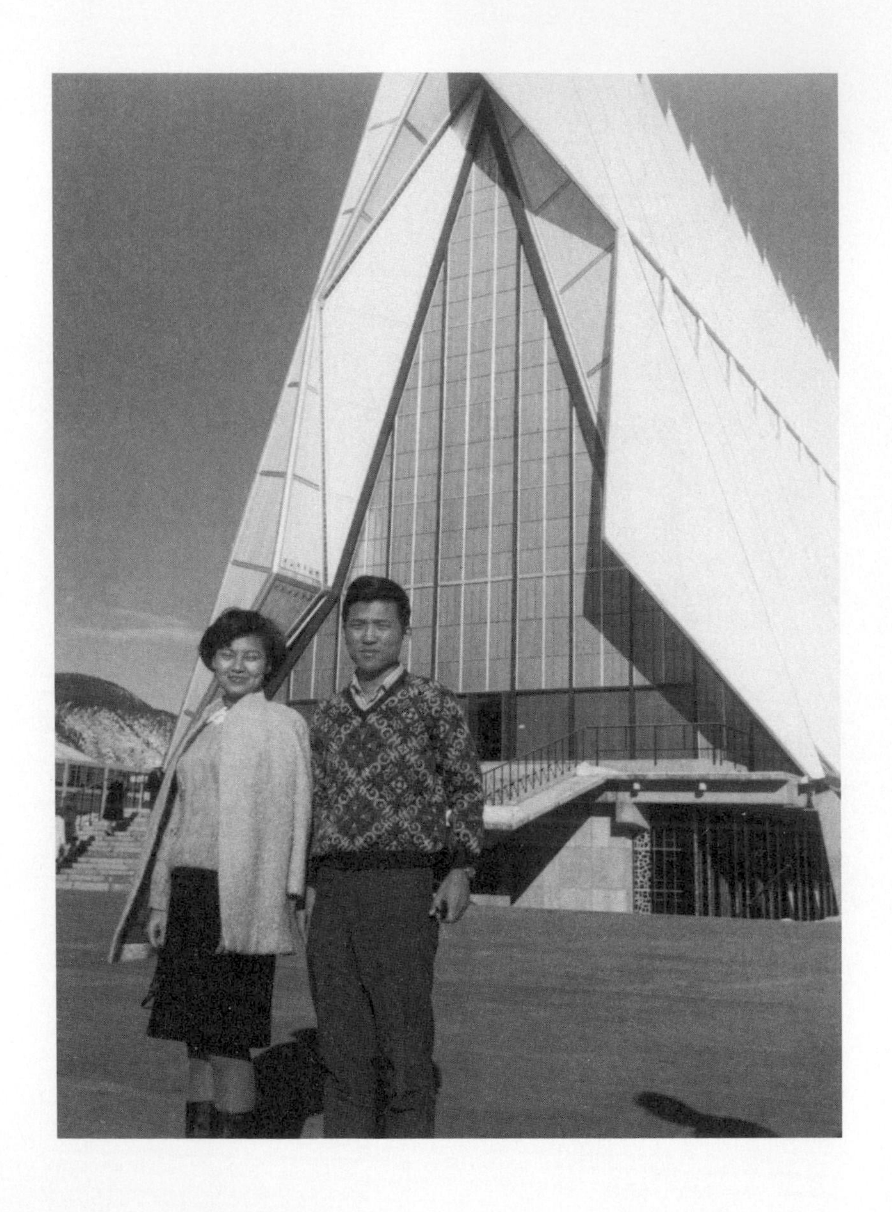

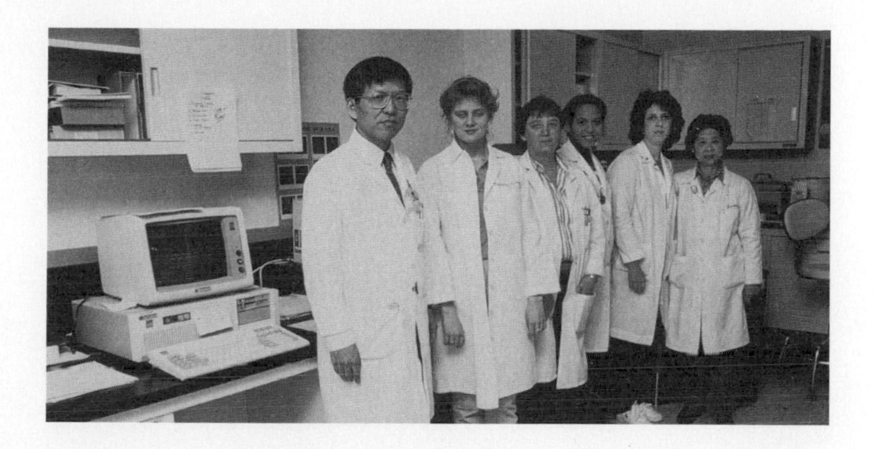

"We have to show that we can accurately measure the amount of edema in the brain. Then we will be able to show the effects of various drugs on swelling by studying the CAT scan."

Raymond A. Olasen, M.D.

Kenneth Wu, M.D., studies platelet aggregation.

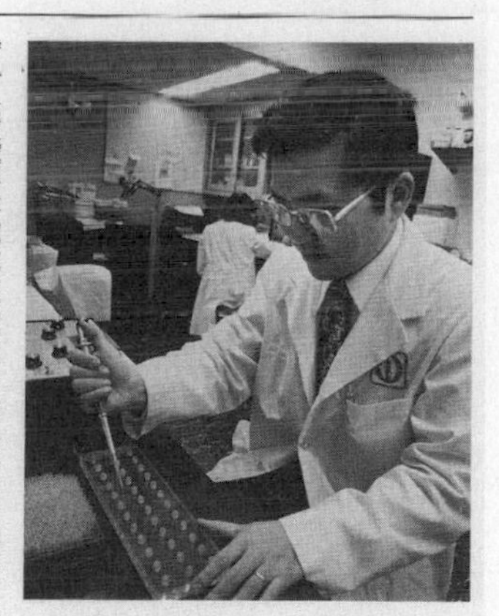

tigation at the Medical Center into the events that precipitate stroke, is the work of Kenneth K. Wu, M.D., Associate Professor of Medicine (Hematology) and Chief of the Section of Hematology's Coagulation and Thrombosis Unit. Dr. Wu studies why platelets aggregate or clump together in the blood to form clots, such as those which occlude the carotid artery in stroke victims. He is particularly interested in studying transient ischemic attacks. TIAs often are the precursors of more severe strokes. Dr. Wu's studies have shown that there might be a relationship between platelet aggregates and transient ischemic attacks.

"My thinking at the moment is that there is no one cause of stroke but that in a majority of patients, platelets are important," he says. "It would seem that we should develop a way of identifying those patients and treating them with anti-platelet drugs. We also need to study the mechanism and cause of increased platelet activity in these patients, to develop ways of preventing the aggregates."

In one study of 66 TIA patients, Dr. Wu found that platelet aggregates were increased in 45 percent, and in the rest he believes that either the measurement was not sensitive enough to pick up the aggregates, or they were lo-

flare up during anxiety, smoking, exercise or a virus, and which have been shown to induce platelet aggregation.

Another possible cause may be

has been shown to have the same effect. Heredity also is a factor, since sensitivities can be different in some people than in others.

Dr. Wu now is undertaking bio-

右頁／年輕的伍焜玉與石隆津在美國空軍官校的新式教堂前。

本頁上／年輕時在美國與實驗室同仁合照。

左頁下／伍焜玉與霍克教授發明的「伍氏方法」備受重視，登上芝加哥的雜誌。

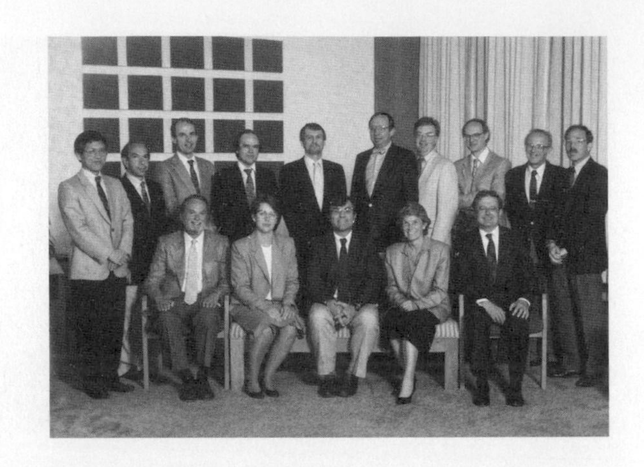

上／年輕的伍焜玉受邀前往歐洲與歐美傑出血小板專家合照。

下／與諾貝爾獎得主約翰．勉因教授合照。

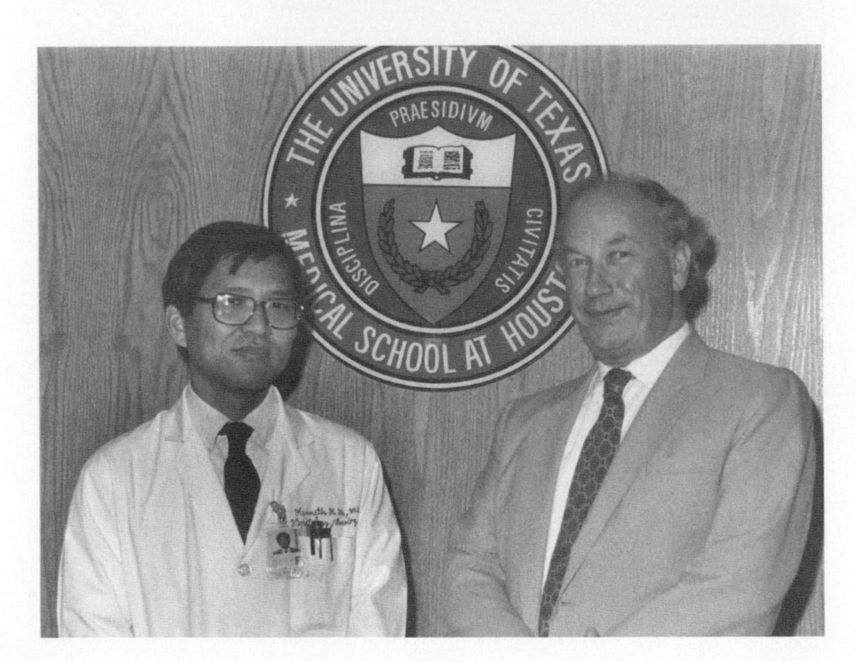

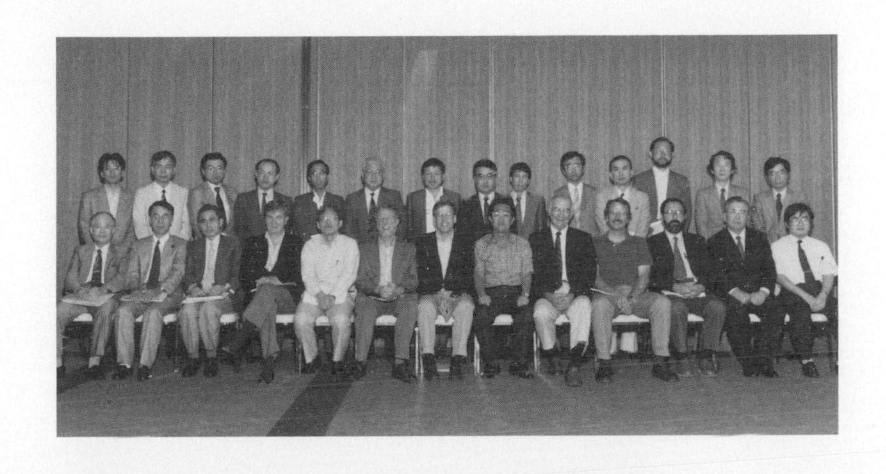

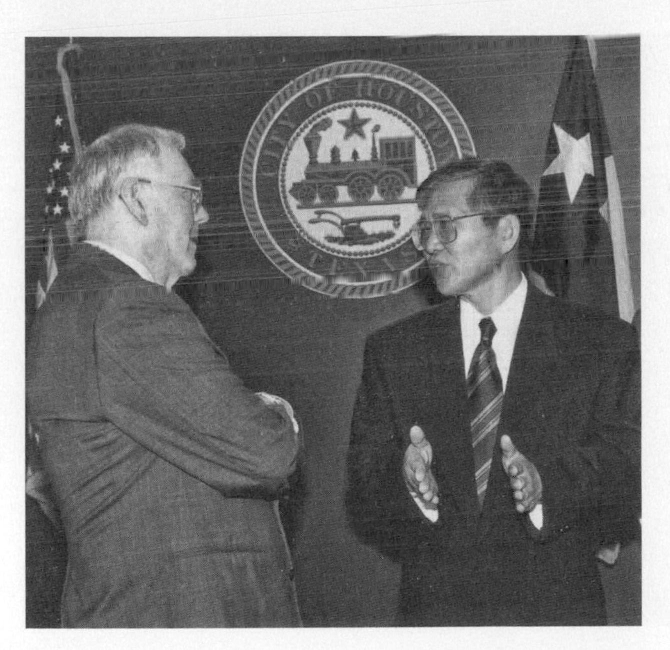

上／參加在日本箱根舉行的國際血小板研討會（前左五）。
下／一九九四年美國休士頓市頒訂十二月九日為伍焜玉醫師日，友人上前道賀。

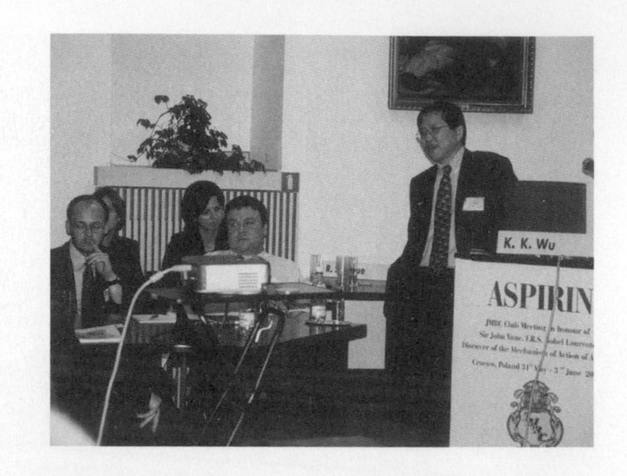

上／伍焜玉參加阿斯匹靈國際研討會擔任大會主講人。

下／二〇〇六年美國德州大學醫學院為伍焜玉舉辦歡送餐會，致贈禮物。

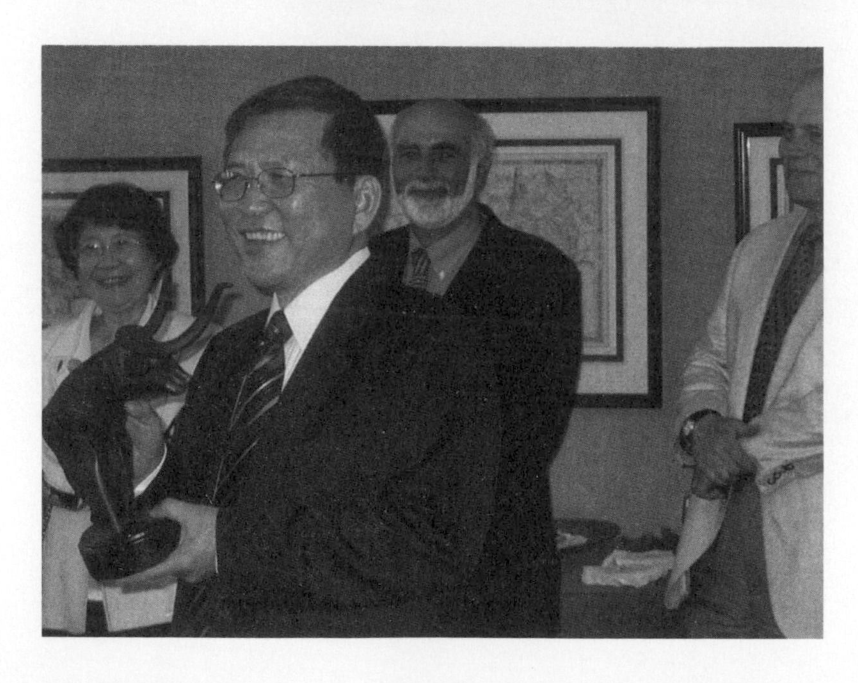

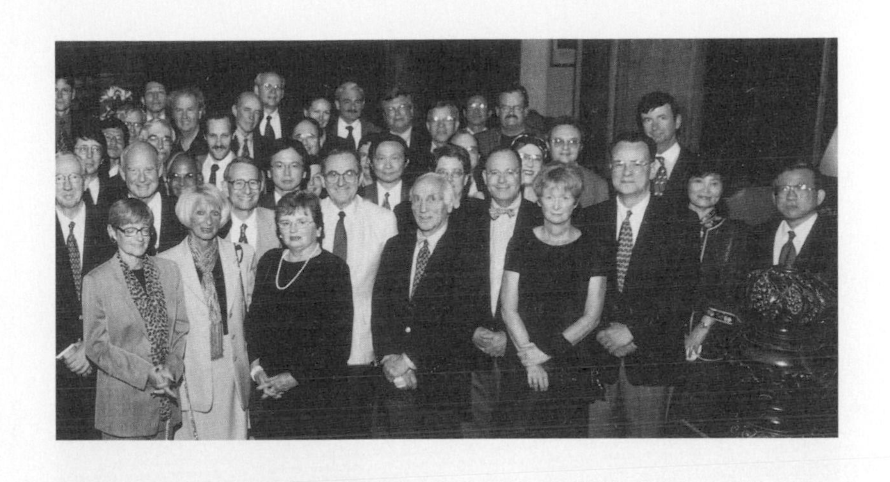

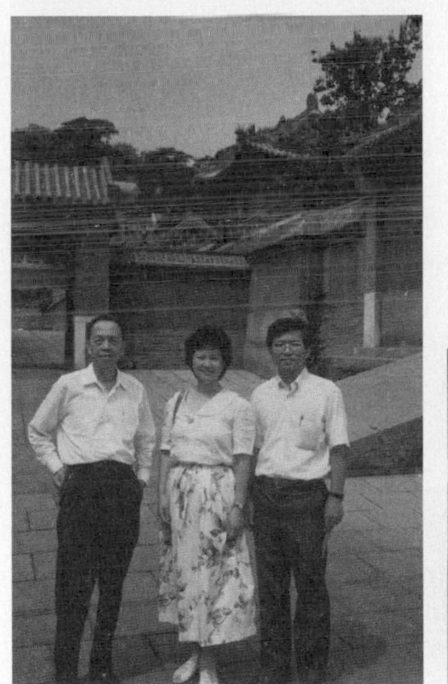

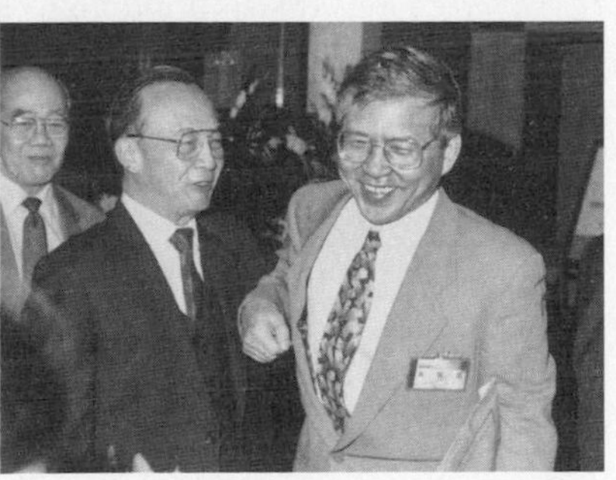

上／與國際重要前列腺素專家合照（右二）。

右下／伍焜玉與錢煦院士（左二）參加國家衛生研究院學術審查。

左下／一九八三年伍焜玉與石隆津前往大陸參訪，與張安教授合照。

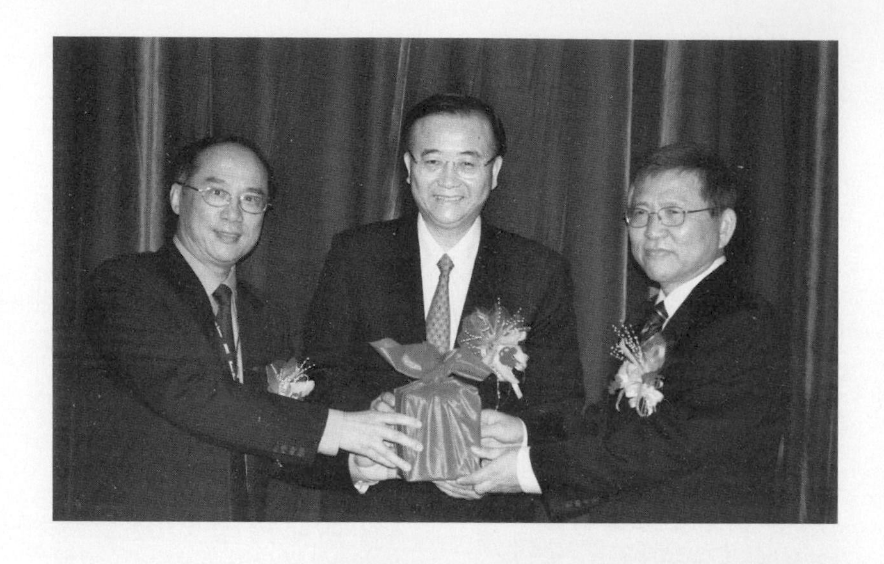

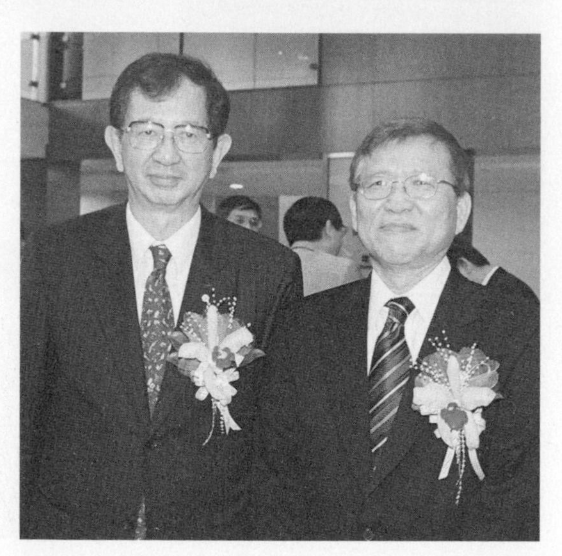

上／二〇〇六年七月一日國家衛生研究院院長交接典禮。

下／國家衛生院院長就職典禮，與中研院李遠哲院長合影。

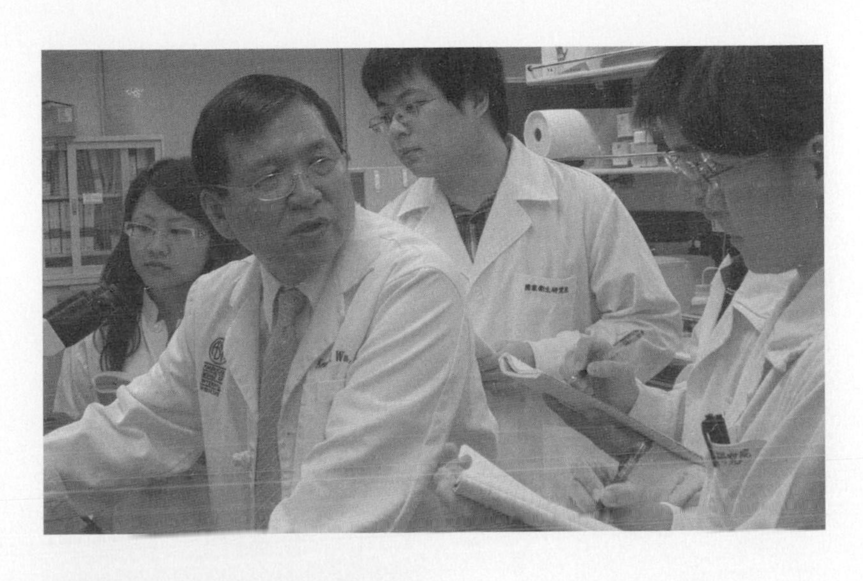

上／伍焜玉指導學生嚴謹而嚴格。

右下／右起長子伍健人、次子伍健堂、伍焜玉以及石隆津。

左下／帶團參訪大陸的空檔，伍焜玉在階梯上專注地閱讀。

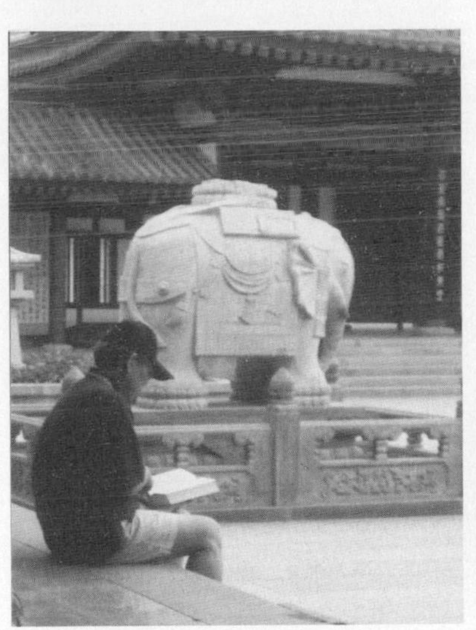

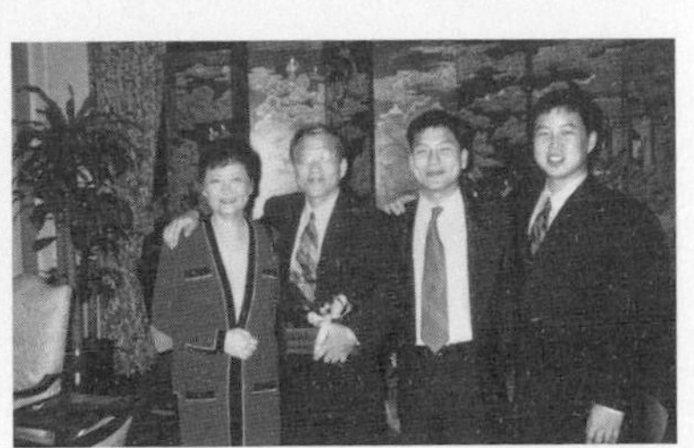

推薦序

洞見與堅持

中央研究院院長 翁啟惠

台灣生物科技界在這二十多年中有長足的進步，海外優秀學者的回國效力有非常大的貢獻。伍焜玉院士的回國服務及人生故事就是一個例子。他在美國隻身奮鬥四十年，不僅在血液及前列腺素的研究上擁有享譽國際的傑出成就，他在臨床看診及課堂的教學上也都有很好的讚譽。在美國醫學界享有極崇高的地位，這在保守的美國醫學界是相當不容易的成就，美國德州休士頓將十二月九日訂為「伍焜玉醫師日」，可見他的與眾不凡。

難能可貴的是，為了台灣的生技進步，他放下美國的成就，先後回國擔任中央研究院生物醫學科學研究所所長及國家衛生研究院院長，將他的經驗奉獻在台灣的土地上。

伍焜玉院士有儒雅的外表及學者的風範，對於理念的堅持相當堅定。在中央研究院生物醫學科學研究所任職期間，他以在美國帶領大型整合計畫的經驗，整合所內研究計畫，將資源的應用及成果的目標大幅提升。對於年輕後進的提攜更是不遺餘力。他同時強調研究的自主性，奠定自由與創新的學術風氣，為生物醫學科學研究所奠定紮實的研究根基。

與伍焜玉院士相識多年，在他自信與爽朗笑聲中，並不曾聽他提及人生奮鬥的過往。翻開這本傳記，對於他從小就面臨許多阻礙，終能學習努力向前的精神，一步步地開創人生的事業。這樣的精神很值得讚許。

研究是一條艱辛又充滿挫折的道路，在努力的試驗中，多半不是成功的喜悅，但是如何將這些結果化做成功的啟示，用最正面的態度迎接不斷的失敗經驗，這將是影響一個人能否堅持到底最重要的關鍵。這樣的態度在現實人生中一樣重要。

伍焜玉院士一生不凡的成就，就是來自於他不怕挫折的精神。任何阻礙都不會動搖他在大學就立志當內科教授的志向。這個志向的背後又有著他不斷思索生命意義的核心價值，很值得我們現在社會反思。為人服務，讓生命活得更加精彩，社會更和諧，自己也必然更快樂、更成功。

在本書中，伍焜玉院士早年在美國於耶魯大學醫學院畢業要申請住院醫師訓練，卻因為種族關係被所有東岸學校拒絕的時候，仍堅守志向，從未有退卻的念頭，這個態度很發人深省。伍焜玉院士從小就對化學特別喜好，所以從事內科的生化研究早就堅定地牽引著他，最終他也如願成為國際上亮眼的傑出科學家。了解自己的專長而堅持下去，是人生成功的關鍵，很值得年輕人深思。

雖然年過七十，每次見到伍焜玉院士總是精神奕奕、健步如飛。從三十餘歲因發明測量血小板的伍氏方法享譽歐美，到七十歲退休前夕發現振奮人心的人類自體抗癌的細胞護衛因子，每一個發現都對人類健康有深遠的影響。在深耕海外的研究事業、紮根台灣的生技基礎之後，伍焜玉院士仍不停息地鑽研在學海裡，揮灑他永不疲憊的人生。他的生命故事，值得您用心體會。

推薦序

為人生更高理想奮鬥的醫師科學家典範

國家衛生研究院院長　龔行健

大學時參加台灣大學「友誼之家」的查經聚會，當時就常聽美籍傳教士宋美珠老師對伍焜玉院長的讚譽，雖然沒有機會認識，但是那時便知道他非常優秀。這些年回國參加許多學術諮詢會議，真的看到伍院長有別於他人的強項，第一是他看事情非常透徹，深具宏觀性，各種領域的事物都能深入了解。第二他擁有非常強的統整與分析能力，會議上提出的意見他能很快抓住重點，不需回家再沉澱思考，當下就能為大家綜合分析出具體方向，讓會議有更深的討論。

這些特質我想是來自於他有非常強的科學背景，對於國內的生態也有深入了解，所以做決定非常快速。對於年輕朋友，也希望藉此書籍的閱讀，能讓大家了解，多看書，多思考並對事情具備分析能力，是一個人能成功非常重要的特質。

在美多年，知道伍院長獲得美國德州休士頓市頒定「伍焜玉醫師日」這樣的紀念日真的非常不容易。中國人在美國能得到此殊榮，大概要優於別人非常非常多。事實上他不只是國際權威的醫師，也是知名的科學家及教授，真的了不起。

伍院長對於醫學的研究有相當高的熱忱，原本以為這是來自於醫生世家的背景，閱讀本書之後對他兒時從澎湖到台灣就學的種種際遇感到訝異，這條獨特的道路引領他思考人生的價值，並且找到人生的信仰。

信仰也同樣是我力量的來源，面對每天的決策，有時我們希望能同時兼具愛心與公平，但是兩者又常會發生衝突，這智慧的力量就是來自於不以自己的利益為前提的信仰價值，有時候我們也會做錯決定或是遭受被人誤解的困境，更有時候可能連澄清的機會都沒有，但是無私的向前，就會有最大的力量。伍院長在面對年少時的人生困境，也是因為對無私奉獻精神的體悟而化解心中的疑慮，更因此成就廣大的志向。書中對這樣的過程有深刻的描繪，相信對於年輕學生會有很大的幫助。

從美國回來擔任國衛院院長一年多以來，對伍焜玉院長真的感到非常欽佩。特別是他在面對院內困難事務上所表現出來的毅力，一方面要替院方著想，一方面也要關注同仁的利益，在兩者折衝之間，伍院長總能迅速下決定，並且自己負起全責，我個人很希望能向他學習。

對於年輕人來說，若要做為一位領導者，不管是領導大團體或者是小團體，都必然會面對許多抉擇，雖然不一定每次都有最正確的決定，但是要勇於負責。這一點很值得年輕人學習。在這本書中你可以看到一位有為的領導者，在思考人生任何一個課題所掌握的中心價值，以及所帶來的成就。

國衛院創立到今天已經邁向第十九年，創立的過程非常不容易，然而二〇〇八年世界經濟開始疲軟，在伍院長帶領下的國衛院便已經面臨經費短缺的各種困難，他都一肩挑起帶領國衛院度過各種難關。接任院長之後，深深地感到伍院長對國衛院的關心，到現在他無時無刻都還在為國衛院著想，在許多院外計劃整合的場所也都能看到他替國衛院說話，關心之情非常真切。

去年國衛院的研究成效達到最高，技轉案件也是歷年最多，院外計畫的申請也有相當好的成績，這些都是伍院長多年努力所累積的成果。而他花六年時間將國衛院感染症研究中心及疫苗研發中心整合為陣容堅強的感染症與疫苗研究所，締造國內陣容最強的感染防疫研究團隊，真的功不可沒。這些成就都來自於他無私奉獻的人生價值，為人生更高的理想奮鬥的精神讓他在各種領域都能不斷創造成功的果實。

回國任職後，在許多場合我曾一再強調創造力的重要，這其實需要廣大的知識做後盾，尤其在經濟緩進的現代社會，當經費缺乏之時，更必須利用集思廣益的團結創作，才會有事半功倍的效果。伍焜玉院長做事一向強調以大方向來思考，推動各種整合與創新，也是相同的態度。團結創新才能為個人及社會創造更高的益處。

人生，聰明不夠，要努力；成功不夠，要快樂。而快樂的泉源就是不能獨善其身，要回饋社會。做為一位研究學者，在研究上有所突破固然讓人欣慰，但是最大的滿足其實是來自培育出優秀成功的好學生，並且一起合作，這種快樂是終身的。伍院長對於年輕人的大力提攜，必然也是他人生快樂的泉源。這本書籍的出版，相信也是他希望能對國內年輕學子有所鼓勵的一片心意。伍焜玉院長傳記這本書值得為您推薦。

作者序

邀請加入新的人生饗宴

十餘年前，當我從報紙看到「國家衛生研究院」的徵人啟事時，腦海中一片陌生。從媒體界一腳跨進來後才發現，當時大家熱烈討論的生物醫學研究發展，早有一群熱愛台灣的傑出歸國學人，他們不惜放下自己如日中天的海外事業或是溫暖的家庭，不遠千里地回到台灣，為他們熱愛的家鄉，打造可以與國際競爭的生物科技研發機構。

參與國家衛生研究院研究成果發佈的工作後，有機會與這些傑出的前輩近身接觸，每每為他們奉獻的熱忱所感動。然而最令我感到驚訝的是他們都有一個精神奕奕、永不疲憊的特質。即使是年過八十歲的院士，千里從國外跋涉回來後都能立即參與緊湊的行程，然後又像雲般倏忽飄移地前往世界各角落，繼續永不停止的奔忙。

這樣的身影令人敬佩，然而更深深觸動我心的是，這樣熱情的生命，讓人羨慕。

在國家衛生研究院院內有一座美麗而巨大的塑像，矗立在通往研究大樓的路上，他舉起的右手好似在邀請科技尖兵的加入，對比後方一個有著驚異神情的小雕像。我有感而發地寫著：「生命的探索，在你邀我入列後。才驚覺，你的巨大與我的渺小。」

是的，在這菁英匯聚的地方，你會看到一山還比一山高，也看到自己的渺小。雖然在浩瀚生命的面前，大家都微不足道；但是一個熱情生命的展現，正是生命最珍貴的喝采。

這樣熱情的生命是如何養成的？對於過去數十年在美國引領血小板與阿斯匹靈等研究，對近代人類貢獻至鉅而備受國際尊崇的國家衛生研究院伍焜玉前院長，他的傑出成就令人敬佩。當媒體記者前來採訪時，大家最好奇的是辦公室牆上一張美國德州波士頓市將十二月九日訂為「伍焜玉醫師日」的證書，他的榮耀令人讚嘆。而他終日無間思索的神情、宏亮的笑聲與從不歇息的認真步伐，在在吸引我急欲探訪的心。

二〇一一年八月，伍焜玉前院長退休前一年，我有了深度採訪伍前院長的機會，因而有了這本傳記撰寫的雛形。沒想到深入訪談中帶給我的是一連串的驚奇。驚奇他與眾不同的兒時際遇、驚奇他父親沉默踏實的苦力人生、驚奇他自己追尋前路的堅毅精神、驚奇他亮眼輝煌的人生成就。

然而這耀眼綻放的生命，所帶給我最大的領會是伍前院長在年輕時緊緊掌握住生命核心價值的態度。經歷童年的挫折啟發他在高中時認真探索生命的真意，一個能讓人擺脫許多生命疑惑與痛苦的「為人服務」的體悟，開啟他生命不輕易動搖的追尋，用醫學研究幫助廣大人群是他人生最大的目標，而他對自己專長的了解，更幫助他能展翅高飛。

訪談過程，伍前院長拿著他五十六歲時撰寫的博士論文，開懷地說，人到老時能為自己喜歡的工作忙碌，是一種幸福，這與中國人到老了該悠閒享福的價值觀相當不同，這也就是為什麼在西方社會常常看到許多到老都精神奕奕、認真工作的快樂的人。

訪談終了，我恍然大悟自己的人生以及對子女教育的栽培，缺少的正是對生命核心價值的體認，以及對自我專長的認真追尋。立定自己生命的核心價值，尋找基因專長，於是成為這本傳記最重要的啟發與精神。「讓夢想乘著基因的翅膀高飛」是我為這本書的總結。希望伍焜玉前院長的生命故事能成為莘莘學子追尋人生與辛苦的父母們教育子女的明燈。

自我成長與栽培子女始終是人生重要的生命課題，養育一雙子女二十餘年的過程讓我對教育有更多的關注，從在台北市議會與陳雪芬議員一起到台北市各國中推動多元入學方案、提案成立媽媽嬰兒教室、廣發問卷進行學生自我生活管理觀念的倡導、協助成立媽媽監督媒體基金會，以及在宏碁121入口網站擔任親子網頁編輯時與親職教育專家楊俐容學習親子教育並參加金車基金會在台北市光復國小推動的愛心媽媽訓練課程，都讓我有機會思索更多教育的理念。

採訪完伍焜玉前院長的生命故事後，我迫不及待要將「建立生命核心價值」這最重要的觀念分享給大家，希望大家都能用心探索自己生命的方向，同時在助人的胸懷中展現熱情的生命力。

這樣的理念也非常感恩的得到慈濟大學的認同，在王本榮校長及劉怡君副教授大力幫忙中，促成與慈濟《經典》雜誌王志宏總編輯的見面，並在專業編校中完成非常經典的出版工作。

這本書的出版，最要感謝伍焜玉前院長的拔擢，完全信賴地讓未曾寫過書的我撰寫他的生命故事，提攜後進的用心讓我跨越自我的設限，親身經驗夢想的追逐與熱情的綻放。

開懷的綻放輝煌的生命色彩，是人生最棒的饗宴。

翻開書頁，邀請您入列。

目錄

第二篇　重新摸索再戰異域

第五篇 回國貢獻

第六篇　生命科學家的領悟

第七篇　讓夢想乘著基因的翅膀高飛

勇敢地讓夢想起飛

前言

打造核心價值，夢想馳騁萬里

這是一個傑出的人生故事，訪談的過程卻深深地發現，這個生命的歷程是一個生命教育的典範，在以功利為取向的現代社會中，提醒我們掌握生命的核心價值才是所有教育的根本，也是人生夢想追逐的依循。且讓我們從這位國際傑出醫師科學家的生命故事探究他精彩生命的成功步履，汲取滋長您生命的智慧。

時間推移到二〇一一年五月，素有塑化王國之稱的台灣，發生震撼社會的食品添加塑化劑事件，在大眾的驚恐中，業者振振有詞引證反駁，是非紛擾之際，一個台灣人並不熟悉的面孔出現在媒體中疾言厲色地說：「我怎麼也想不到會有人將可能致癌的化學物質添加到飲料食品中，就只為了賺錢。如此行徑實在可惡、可恨，不可原諒，根本就沒有良心。」隔天幾乎所有媒體都大幅報導：「人類史上最大塑化劑事件，國衛院長痛心」，數天後業者終於低頭承認錯誤，首度對社會道歉。這個為社會撥亂反正的人，他，是伍焜玉，曾任中央研究院生物醫學科學研究所所長及國家衛生研究院院長。

台灣社會對伍焜玉的認識不多，他台大醫學院畢業後獨自在美國奮鬥四十年，成為國際頂尖的醫師科學家、權威的內科教授以及救人無數的專業醫生，在科學研究與臨床醫療同時創造卓越雙峯，在當時台灣留美的醫學生中無人能出其右。他獲獎無數，血栓研究獲得國際血栓研究最高榮耀的sanofi獎。美國內科醫師最高肯定的美國臨床科學會會士及美國醫學會會士他都名列其中。目前也是歐洲科學院院士及中央研究院院士。他走過世界四十餘國，享有各國人文交會的尊榮禮遇與備受尊崇的頂級盛宴，科學研究的道路精彩亮麗。美國休士頓（第四大都市）甚至將十二月九日定為伍焜玉日，不凡的成就令人景仰。

但是他出身貧困，毫無資源，孩童階段遭受族群不平的對待。赴美留學，一切從零開始，再度面臨白種人強烈的種族歧視。童年，在澎湖望安南方的無人小島西嶼坪渡過，非常奇特。習醫，從美國中西部玉米小鎮出發，迂迴曲折。在所有的艱困中，他掌握著醫學服務的核心價值，勇往直前，突破所有困境，平穩卻跳躍式地追尋到嚮往的人生，從而成為享譽國際的血液專家。

事業有成後，伍焜玉放下美國的一切，回台為我國的生物醫學及生命科學發展紮根，以其國際的專業帶領台灣生醫研究突破困境，但是在台期間他的行事作風卻非常低調，極少在媒體前曝光。只是當社會價值混亂不安時，他又出人意表地一反平日作風，挺身而出站在鎂光燈前嚴厲指正業者過失，這是他剛正直言關懷社會的最佳寫照。

伍焜玉的一生，有令人訝異的童年挫折、有搏人欣賞的踏實精神、有勇往直前的堅定意志，更有讓人羨慕的炫麗多彩，但是成就他生命攀越極致的最重要關鍵，卻是他對人生價值透徹的體悟。

掌握人生核心引擎之後，飛奔的速度豈會受到任何影響。向前的動力，讓人燃燒生命的熱情，在夢想的追逐中自然成就美麗的人生。這樣的故事對於找不到人生方向的年輕世代，是不能錯失的可貴寶典。

日本著名的畫家宮崎駿在《神隱少女》這部動畫片一開頭，很傳神地帶出一位死氣沉沉、對什麼事情都提不起興趣的小女孩千尋。在父母誤闖神明妖怪的國度因貪婪受到懲罰後，她突然驚覺失去依靠，為拯救父母，從慣有的逃避現實終而蛻變成堅強勇敢、沉著冷靜、綻放善良熱情的成熟少女。

這個故事生動地刻畫著這個時代年輕人的樣貌，在富足的生活中找不到生命熱情的動力。跟上個世代貧窮求生存的堅忍卓絕截然不同。經濟高度發展的後果造就迷惘的一代。這個世代的問題不是匱乏，是找不到熱情揮灑的價值。

每個世代都有每個世代的生命洪流，每個人生都有每個人生的生命困境，生命價值的追求卻是不分世代、不分地域共同的盼望，如何找到生命珍貴的價值，伍焜玉卓越有成的生命故事是一盞明燈，帶領你從內心深處綻放生命的色彩。

期待活出精彩生命的您，循著這個故事的軌跡，將會找到讓生命盡情揮灑的熱情動力，同時讓夢想展翅高飛。一個成功傑出的步伐，值得您用心追尋。

第一篇

弱勢邊緣走向最高學府

若說逆境是為讓人成長，
越早的逆境是越好的禮讚。
這個生命不僅來自弱勢，
還非常邊緣，
生命的考驗從童稚開始。

西嶼坪的童年

追尋一位在國際大放異彩的醫學權威來自何方，你很難想像他曾在凜冽寒冷、幾無人跡的小島渡過童年歲月。

出生於高雄的伍焜玉，父母來自澎湖望安的水垵村。一九四一年，日本統治台灣的年代出生，第二次世界大戰的戰火讓他兩歲就被迫跟著父母兄姐踏上澎湖南方的小島西嶼坪。

「那似乎是被安排的，為了躲避轟炸，來自澎湖的父母，在戰火蔓延中被疏散回澎湖望安以南一個幾乎沒有人居住的小島西嶼坪，一家人在那邊非常辛苦地住了兩年多，直到光復後，我們才又重新來到高雄。」伍焜玉回憶著。

西嶼坪，一個非常陌生的島嶼。它是一個一眼就能看穿的三級離島，面積只有零點四十六平方公里，行走一圈只需二十分鐘，是台灣海峽上一個平坦卻極為狹小的島嶼。從望安搭船過去尚需一個小時。夏天波濤洶湧、冬風寒冷刺骨。整個島嶼最繁榮的時候也只有兩百多人居住。但是在漁獲日漸減少後，現在只剩下寥寥幾位居民跟警察。

那樣冒險患難，卻為什麼安排到這麼荒涼的小島，沒有記憶的伍焜玉也不知道，只能猜測家鄉望安也有被轟炸的危險。

在頗受好評的紀錄片《流離島影》中將西嶼坪形容為一朵枯萎的天人菊，天人菊是澎湖處處可見的縣花，是充滿強勁生命力的向陽之花，對應到西嶼坪之上卻只見凋零。書中這樣敍述現在的西嶼坪：「踏上西嶼坪，彷彿進入了一個停滯的時空，映入眼簾的盡是殘敗的景象。」「烈日下一切的景象都顯得荒蕪，讓人感覺島嶼的生命正逐漸燃燒殆盡。」

耐人尋味的是，這逐漸隱沒在台灣海峽中的蠻荒小島，在第二次世界大戰中，竟孕育了享譽國際的血液專家。

寒風中淬煉的天人菊

從海面上望過去，西嶼坪像一個平坦的鏡面，靜靜地躺在波濤洶湧的海面上。從島上望出去，四目所見都是大海，舉頭仰望，有斗大的日月星辰相伴，其他一切便寥然可數。這貧瘠的海中孤島，是伍焜玉童年安全的避風港。尋找著地圖上沒有標示的島嶼位置，他只記得父母曾提及在那裡生活很辛苦，一切得靠微薄的配給。然而島上的生活在他的記憶中同樣找不到記憶的標誌。

荒涼的西嶼坪在伍焜玉成長的歲月中沒有留下任何記憶。一九四五年，隨著台灣光復的號角響起，在搭船回到台灣高雄鹽埕區的新生活中，卻有著他一生「難以忘懷」的痛苦煎熬。

「這是我一生中最大的侮辱。」伍焜玉回憶道。

就在他們回到嚮往的高雄展開新生活的同時，伍焜玉也到了該就學的年紀。雖然父母都未曾上過學，對於讓小孩受教育卻是非常重視，母親更是積極用心要讓他接受學校的教育。

當時的鹽埕區是高雄繁華的區域，伍焜玉自然地進入了住家附近的鹽埕國小就讀。開學沒多久，父母便發現他很會讀書，因為他數學相當好，其他各科也都表現不錯。「這聰明的頭腦可能遺傳自母親。」伍焜玉這樣說。

書雖然讀得不錯，學期末的成績卻沒有其他同學好。排在前面的都是家境較好或是醫生的兒子。

國小四年級的學期末，有一天老師突然把他叫出去，沒有任何理由的要他轉到女生班。這在當時民風保守、男女分班，又正值要進入青春男女羞澀期的伍焜玉，是相當大的打擊。

「完全沒有任何理由。」伍焜玉追憶著說，他去問老師，老師不回答。乖巧不多話的他百思不得其解，內心震驚難平。

家中的父母則是急得像熱鍋上的螞蟻，到處找人想辦法，但是畢竟能力有限，只能盡力安慰他。

這種打擊對於一個年幼的孩子是非常殘酷的懲罰，若自信心不夠，可能因此逃學不上課，伍焜玉當時也非常不願意去上學，但是聽話的他只能順從地接受這樣的安排。所幸校長知道了這件事後，第三天就將他轉回去。雖然只有三天，在當時卻是無限漫長的折磨。

「我當時真的感到非常痛苦，無論如何都不該如此，這種處罰是比打還要嚴重的懲罰，羞辱性特別大。」遙遠的往事，回述的面容仍有不解的嘆息。

這毫無道理的作為，也許跟族群歧視有關。雖然事情發生的原因不是直接來自他的行為，但是大環境的不公不義在伍焜玉幼小的心靈已烙下深深的傷害，也讓他體認，要努力超越大環境，戰勝不公義，將來有能力再幫助更多人免於這樣的遭遇。

其實高雄在地人對澎湖移民不友善的態度由來已久。日治時期，鼓山地區還很荒涼，澎湖人來台多聚集在今日鼓山二路兩側，慢慢的形成勞工住宅區。高雄港開發後，大量澎湖來的碼頭工人開始遷入新生地鹽埕區，居住的聚落則在邊緣地帶或工作地點附近。由於澎湖人經濟拮据，住宅多為違章建築，外表雜亂、內部狹窄。與高雄本地住民的社區形成強烈的落差。

而純樸的澎湖人初來乍到新的環境常被雇主欺負，不堪其辱的澎湖人群起反抗，糾紛也因此頻頻傳出。隨著時間的移轉，澎湖人強悍好鬥的刻板印象普遍流傳。甚而民間傳說，日治時期日警處理民間糾紛時，看到澎湖人未問清楚事由，便先鞭打他們。

面對這樣不公平的對待，弱勢的澎湖人更是團結在一起互相照顧。久而形成澎湖人特有的社群。高雄人與澎湖人族群間的糾葛也就越來越嚴重。

而這族群間的不理性糾葛，連最單純的校園也無法倖免。

五年級的學期末，位處鹽埕新開發區的忠孝國小新成立，戶籍不屬於忠孝國小的伍焜玉，又不明原因的被畫歸新學校。就這樣，他只好被迫轉學。

被轉到忠孝國小的學生，普遍都是比較沒有家庭背景的學童。帶著無奈的心情，伍焜玉只能到離家更遠的新學校，重新適應新的環境。

學齡初期的生命歲月，充滿著大環境的無奈，讓幼小的伍焜玉心中充滿許多不解的疑惑，憂鬱的愁容也不時寫在這位沒有優渥家庭背景的清寒學童臉上，猶如寒風中的天人菊，失落在陰暗的角落，找不到溫暖的陽光。

默默努力的澎湖精神

寒風的淬鍊或許是傷害、或許是砥礪。伍焜玉在寒風中選擇默默承受一切，因為有父親身影的惕勵，讓淬煉化為砥礪。「我的父親是一位沉默寡言、非常非常刻苦耐勞的人，從來沒有聽他抱怨過一句，是我這一生中看過最辛勤工作的人。」對父親崇敬有加的伍焜玉，提起父親，眼中流露的盡是讚嘆。

伍焜玉的父親年幼喪父，新的繼父不能接受他，將他趕出家門。年僅九歲失去父母依靠，只能到高雄投靠以苦力維生的叔叔。叔叔幫他安排到碼頭幫工人挑飯。父親年紀雖小，工作卻非常認真，每天都能準時為辛苦的工人送上熱騰騰的飯菜。

「父親常提起『ㄉㄚㄅㄥ』，就是挑飯的意思，那時候大家吃的都很簡單，也沒甚麼菜，就是挑白飯。」伍焜玉疼惜地說：「那麼小的年紀碰到這麼痛苦的事也不知道如何傾訴，只能認真做事。父親默默努力不抱怨的個性就從那樣磨練開始。」

年紀稍長之後，父親也跟年輕人一樣加入碼頭工人的苦力行列。工作雖然辛苦，他仍舊不曾抱怨。苦力的生活沉悶繁重，為了紓解壓力很容易染上喝酒、賭博等壞習慣，父親卻都能小心避開，安分努力的個性，深獲日本上司的賞識，對他照顧有加。日本戰敗離去前，擁有大片土地的日本上司曾經要將名下高雄港附近的土地及財產送給他。雖然生活拮据，但是個性耿直的父親並沒有接受那份厚愛。這樣謹守本分不貪心又認真寡言的個性讓伍焜玉對父親更加敬佩。

「父親一生雖然只讀過一年私塾，但是在我心中從來沒有任何輕視的感覺，父親六十歲後我有較好的能力供養，所以晚年父親的生活過得非常愜意，一直到九十五歲。父親這樣的一生給我很大的鼓勵。」

事實上父親的個性是來自澎湖人的堅忍。澎湖，羅列在台灣的西南海岸，島嶼面積狹小，風強且多，滔天巨浪常隨風揚起深入島內形成「鹹雨」，在鹹雨澆灌下農作物很難生長。隨著人口的增加，要維持基本的溫飽都相當困難。出走澎湖在日治時代成為年輕人的宿命。

有人稱澎湖人為「三點水」，因為澎湖兩字都有三點水的部首。而三點水人的特點就是好勝心強、堅毅奮鬥、有創業精神。澎湖人自小與海搏鬥，惡劣的天候及有限的地利，都使異域謀生的堅強意志力逐漸內化為澎湖人的性格特質。

民風純樸的澎湖人，更有忠心、老實等長處，所以台灣本島很喜歡雇傭澎湖人。俚諺流傳：「無澎人、不開店」，意思就是如果沒有雇用到澎湖人，就不能開店鋪。雖然父親年幼就離開澎湖，但是血脈裡流的就是澎湖人的特點。

帶著澎湖人特有的堅毅性格在台灣打拚，父親慢慢站穩自己的步伐，二十來歲與同樣來自澎湖望安水垵村的母親結婚。母親比父親晚到高雄，是水垵村長的女兒，社會見識與社交能力都比父親廣闊，雖然同樣沒有機會上學卻非常聰明。跟父親的個性完全不一樣。

父親與母親結婚後，陸續收養大哥及大姐，再分別生下二哥、他及妹妹。「二哥及妹妹跟我都相差七歲，所以我比較像是獨自長大。」

在這有五個子女的家庭，雖然生活並不富裕，卻有平安與幸福。結束西嶼坪的生活回到台灣後，沒有一技之長的父母，選擇在鹽埕區土地銀行的租地上開雜貨店，作為他們在高雄重新出發的生活依靠。

當時緊鄰在雜貨店兩旁的是賣金銀飾品的店鋪，他們都來自台南，財力雄厚，為人和善，伍焜玉的母親與左鄰右舍有很好的交情，其中一位洪太太，非常大方地經常在經濟上提供母親週轉。親切的人情是父母在艱困中維持經營的最大支持，有了周轉金的幫忙，雜貨店的生意日漸穩定。

為了增加生意，父親每天騎著腳踏車來回穿梭在鹽埕的大街小巷，風雨無阻，不管是罐頭、蛋糕及各種雜貨，在他壓著碎石的奔馳中，都能挨家挨戶的準時為客人送上。「父親每天一大清早起床就一直工作到晚上十二點，一年三百六十五天從來不曾休息，送貨載貨也從不曾抱怨。」拚命苦幹就是他父親人生的寫照，默默努力的精神在這個家庭中自然延傳。

看著父親的身影，伍焜玉知道，儘管家境清苦，大環境也有許多他不能明白的困擾，但是跟父親一樣，面對各種困難與挑戰，他也選擇不以抱怨解決問題。所有該做的就是勤奮努力、永不停歇，默默地面對每天的挑戰。

遇見生命中的陽光

雖然國小求學的歷程有許多超乎伍焜玉可以理解的困擾。但是生命的境遇又總是巧妙地充滿著未知的變化。來到忠孝國小後，伍焜玉幸運地遇見生命中最感恩的人。這似乎是受到上天的保佑，他在這裡遇到了一生中最感激的人之一——蔡清泰老師。伍焜玉的人生在此有了重大的轉變。

蔡清泰老師年紀比較大，仁心寬厚，對學生一視同仁，是一位真正有心作育英才的好老師。來到離家更遠的忠孝國小，伍焜玉上課依然認真聆聽，開學沒多久，蔡清泰老師便發現了伍焜玉有特殊的天分，知道他資質聰穎，因此在課業上對他多所指導。

蔡清泰老師是那個時代典型的老師，當時學生大部分都很乖，一位好老師要具備的不是如何管教學生，而是適切地為學生指引出未來的道路。蔡清泰老師就是這樣一位具備真正教師風範的人生導師，指引學生思考未來的方向。

「不是與蔡清泰老師有甚麼特別深刻的師生情誼。」伍焜玉描述，蔡清泰老師對於他的用心，完全基於愛才，對於班上其他同學也用心導引。來到忠孝國小，他明顯感受到老師的關懷與重視，對課業的學習更加認真，雖然要走更遠的路程到新的學校，上學的路途卻一點都不讓他覺得遙遠，期待上學的輕鬆心境，讓國小六年級的轉學生活變得平順愉快。離開鹽埕國小竟是人生美好的轉變。

在忠孝國小的校園裡浸濡在蔡清泰老師的和煦春風中，猶如生命的花朵遇見溫暖的陽光，伍焜玉完全不再有不公平的困惑，生命的朝陽乍現，童顏的歡笑洋溢回臉龐，這樣的時光雖然才短短一年，卻對他影響深遠，同時感激一生。

這份師生情誼是淡然中的尊敬，是無私中的感謝。一位真正對學生循循善誘老師在伍焜玉心中永遠的懷念。

忠孝國小畢業時，伍焜玉在公平競爭下得到市長獎。這個獎對他是很大的獎勵，這不僅肯定他的學業成績，對於處處遭受莫名阻礙的生命歷程，更重要的揭示著希望之窗的開啟。他開始相信，努力是可以有收穫的。整個人生從那時開始有了正面的鼓勵，擺脫求學過程中沒有家庭優勢的陰霾與自卑。感覺整個人豁然開朗，對自己也越來越有信心。

國小畢業後伍焜玉順利考上高雄中學。這是六年制的中學，與許多優秀的學生一同學習，他仍然名列前茅，這時他對自己越是肯定。

回憶著中學的生活，伍焜玉臉上流露開懷的笑容。在高雄中學的校園中，伍焜玉很快感受到學校充滿自由的氣息，同學青春的朝氣佈滿教室，他可以在此自在地學習。只是高雄中學初中部的老師都是外省人，而且幾乎都是四川人，他們有相當重的四川口音，伍焜玉笑著説「都聽不懂」。

這些老師隨著國軍從重慶來到台灣，多半畢業自中央大學，素質很高，只因戰爭把他們帶離家鄉，來到這完全陌生的台灣，因此老師都住在學校宿舍，與學生像是一家人，他們日夜守候雄中的學生，雖然溝通有些困難，但是老師們的用心在日常中自然流露，雄中學生都相當敬重他們。

在這樣的學習環境下，自我策礪變得非常重要。伍焜玉上初中開始便自發地養成早上五點起床讀英文的習慣，一直到高中畢業持續六年從不間斷，所以當時他的英文學得非常好，尤其是文法底子打得很紮實。數學代數等科目也相當強。

在缺乏資源的當時，補習是絕對沒有機會的，也不是他認同的讀書方式。即使學校老師的教學有很重口音，他憑藉自我學習，仍按部就班地將課業準備周全。

而高雄中學在王家驥校長的帶領下，不僅讓伍焜玉沉浸在自由的校風中，同時學習自律與自重的價值。享年一〇六歲、擔任雄中校長長達二十四年的王家驥校長，大半生都奉獻給雄中，以身教言教影響著無數的雄中人。對伍焜玉的思想人格有很深的烙印。

王家驥校長，律己甚嚴，任職二十餘年建設繁多，但他從未在高雄中學的任何一棟建築上留名，而退休後第一天就搬出學校宿舍，是雄中人最好的學習榜樣。處事公正的王家驥校長更曾因自己兒子違反校規，鐵面無私地將自己兒子開除，總總作風讓人敬重。

對於學生，王家驥校長則是愛的教育的實踐者。他時時關懷學生的需求，總是及時給予最大的幫助與指導，開明的作風，更讓學生有獨立思考的空間，雄中的學生無不感念這位對高雄中學貢獻甚深的老校長，咸認高雄中學能有今日的基礎，都要好好感謝這位無私奉獻的校長。

年輕歲月的人格成長，有著這位讓人敬重的校長的帶領，讓伍焜玉對父親的崇敬之外，心中又增添景仰與學習的榜樣，剛正與助人的情懷深入他的心中。

初中畢業後，他以優異的成績保送高中部，在眾多優秀的學生中依然脫穎而出，當時所有保送的學生都被分發在同一班，課業的壓力也越來越重。

在沉重的課業中，伍焜玉對英文有特別的喜愛，除了平日從不間斷地學習，高雄中學一位畢業於北京大學的英文女老師，她不僅英文發音標準，沒有其他科目的四川腔調，對學生更是大方。在那個普遍貧窮的年代，看電影是非常奢侈的事情。當時高雄唯一的一家戲院叫光復戲院，英文成績好的同學，老師自掏腰包帶他們去光復戲院看電影，這樣的獎賞非常激勵人心，伍焜玉也在那個時候看了人生第一部電影，《霸王妖姬》等片到現在都讓他回味無窮，這位老師的教學，讓他很懷念，對老師無私的付出也很感恩，學習英文的興趣自然更加高昂。

而高中部有一位全校唯一的本省籍教師，他完全沒有口音的問題，但是伍焜玉卻微笑著搖搖頭說：「還是聽不懂。」光復早期本省籍教師缺乏完善的訓練，由於師資缺乏，教學品質難以要求，他的物理成績也顯得差強人意。

在高雄中學高中的三年裡，伍焜玉在學業的表現以英文、數學及化學最為突出，很奇妙的是化學這一科無論如何考成績都很好，別人認為很困難的有機化學，他卻覺得很簡單。「不需要有太多的準備，我對化學很容易了解，也感到非常有興趣，這個科目我就是很自然的就有突出的表現。」伍焜玉指出自己對化學的喜愛。

對於化學天生的擅長，似乎鋪陳了往後他在醫學及生物化學的研究方向，許多的巧合好似機緣聚合、有所導引。但是在那懵懂無知的歲月，他並不確知前路為何，只知道生命的陽光在越益精進的求學生涯中日漸燦爛。

獨自思索的生命初探

從小即嶄露優異學習成績的伍焜玉，對於各種書籍的喜愛有份他自己也難以理解的熱情，在空閒無聊的暑期中，埋首書店的日子為他開啟年少思考的旅程。

也許是小時候經歷的不平對待，也許是對生命有著好奇的探索。伍焜玉從小就喜歡閱讀各種書籍及思考問題。高一暑假非常漫長又無聊，既沒錢做甚麼事來打發時間，也不似孩童時可以跟同伴玩彈珠。唯一能做的事就是到自家雜貨店外面聽街上商店播放的美國流行音樂，或是到書店看書。也因此開啟他對人生哲理的探索。

那是一九五六年，當時美國流行的歌曲多為抒情的慢歌，喜愛音樂的伍焜玉在炎炎暑假中為排遣時間，常待在自家店門口聽著街上播放的歌曲學唱英文歌。那個年代普遍貧窮，沒有幾個人家裡有電視或收音機，所以閒暇時街上店家大聲播放的美國鄉村音樂、抒情歌曲都成了他免費的消遣。但是，翻閱各式各樣的書籍更能填滿那求知若渴的年少歲月。

每天在幫忙家裡送完貨後，伍焜玉便晃到附近的書店，一待就是幾個鐘頭。各種書籍他都愛看，西洋小說《基督山恩仇記》、尼采與叔本華等存在主義的哲學思想、名人傳記《林肯傳》及《史懷哲傳》等都很吸引他，尤其是偵探類的書他更愛不釋手。

這些書籍對他就像是寶藏，開啟他對古今中外各種知識的學習與思想的探索。他愛史懷哲堅毅助人的高尚情操，他熱衷偵探書籍的懸疑鬥智，他喜歡文學小說，甚至是哲學書籍。沉浸其間，雖然沒能買回家慢慢欣賞，只能長時間站在書店閱讀，卻一點都不覺疲憊。

但是當閱讀到尼采與叔本華這兩位哲學家的思想時，卻讓他對人生產生許多疑惑。這兩位十九世紀的德國哲學家都有悲觀主義的傾向，主張人的一生都是苦。他們從當時人們實際的生活觀照，認為痛苦比快樂多。結果伍焜玉越讀越感悲哀，對生命產生更多的迷惑。許多的問題在心裡盤桓，得不到解答，也沒有人可以發問。

「我當時常被弄得很困惑，叔本華說人生下來是來受苦的，尼采則追問人生下來是要來做甚麼？他們都是以實際面在觀察。如果是一個正面思考的人，便可以把挫折、失敗、痛苦等當作是生命的一個過程，相信下一段生命就是會比較好，人生就不覺得那麼苦了。」伍焜玉提出他的哲思。

但是當時並沒有人給伍焜玉這樣的引導，看完書後的伍焜玉，眉宇之間有更多的憂愁，夜幕低垂該回家的時刻，更多的問題常讓他百思不解。

人生的際遇在伍焜玉的成長歲月中，確實帶給他難以明白的痛苦，當他試圖從書中找出人生的答案，卻只得到更加悲觀的哲學思辯。

一個人埋在書堆中苦思人生的哲理，這個過程雖然並不順遂，不過這些邏輯思考的啟發，卻讓他學習到對事情開始提問。開啟他喜歡探究的學習態度。

哲學本來就是啟發一個人的好奇、啟發邏輯思考，所以當時他雖然讀得一知半解，但是這對他後來的人生卻有很大的影響。對事情感到好奇提問是一個科學家最重要的態度。年少情懷中心中堆疊的無數提問，隱然帶他走向科學探索的道路。

在生命初期，這樣的提問來自對生命價值的探索。由於天生對閱讀書籍的強烈喜好，讓伍焜玉思想探索的軌跡逐漸開展。「回想起來如果一個家庭把小孩管得太緊，那也很可惜。」伍焜玉肯定那段悠閒的暑假讓他能盡情沉浸在書海中。在那漫長的暑假因為有很多空暇的時間及自己的空間，開啟了伍焜玉的人生探索之窗，讓他對生命有更多的洞察。

但是他也反思如果一個人徬徨無事做，也有可能變成壞孩子，但是他卻特別喜愛沉浸在閱讀中。他因此推論一個人為什麼會喜愛讀書，應該是有某些基因在裡面，或者說愛讀書是一種基因。

從小家中並沒有人讀書，也沒有人教伍焜玉如何讀書，為什麼他卻可以把書讀得非常好。家裡除了當船員的大哥，在漁船停泊休息的時候喜歡看武俠小說外，並沒有人愛看書，而他書不僅讀得好，還越讀越廣，不只小說、文學書籍，甚至哲學都愛看，所以他認為人生下來一定有一個基因在控制喜歡讀書這件事。

伍焜玉例舉中美洲加勒比海沿岸的海地有很多人移民紐約，他們很注重孩子的教育。在他們的一個研究統計中，發現有很多小孩不明原因的喜歡讀書。幾年前美國紐約時報曾報導一個相當窮的海地移民的小孩，他讀中學時成績不是很好，但是對希臘文卻特別有興趣，學習的進展很快。耶魯大學一位希臘文古文專家看到這消息後親自到紐約與這個小孩見面。會談後他大力推薦這個孩子到耶魯專攻西洋古典文學，同時也預言這小孩將成為未來的西洋古典文學大師。

天才本來就沒辦法解釋，沒有家庭特別的影響，卻偏偏對這極少數人喜歡的、冷門的領域有突出的學習表現，若以科學的觀點來解釋，就是他的基因裡面有一個部份特別喜歡這個古老的文學了。

「所以我想愛讀書是一種基因，像我就是一個明顯的例子，我真的覺得很奇妙，怎麼會越讀越廣，從文學、小說，甚至到哲學。」伍焜玉相信自己的愛讀書必然也存在基因的天生因素，而能開啟他喜歡思考提問的態度。

謙虛的伍焜玉將生命早期的學習動力歸因於基因的導引。生命的初探在這愛讀書的基因中獨自思索，然而究竟生命是苦是樂，究竟人的一生為何而來，他仍是一知半解的尋求更能讓他認同的生命價值。

找到生命核心價值

走過思想探索的高一暑假，因緣際會地在進入高二時，高雄中學聘請謬學理牧師到學校教英語會話，這是一堂每個人都必修的課外英文班，來自加拿大內地會的宣教士謬學理，他無私奉獻的身影，吸引著對人生充滿疑問的伍焜玉。

二次大戰期間，畢業於加拿大藝術學院的謬學理在工作兩年後被徵召入伍，當時他加入空軍負責駕駛軍機。受訓時，在一次內地會的宣教大會中接受呼招，決意獻身海外。謬學理在完全不了解中國的情況下，於一九四八年來到中國上海，可是當時的上海已被共產黨包圍，短短六個月上海就淪陷了。謬學理牧師於一九五一年離開大陸到香港，原來加拿大本會要他們回去，最後他決定來台灣。

那段時期台灣內地會有一批宣教士對青年學生特別關心，人稱謬叔叔的謬學理牧師被分派在高雄，來到高雄他開始收容家庭環境不好的孩子及離家、逃家的不良少年，希望能感化幫助他們。

也就在這時，高雄中學聘請謬學理牧師到學校任教，讓伍焜玉有機會接觸到宗教的洗禮。謬學理牧師中英文都說得好，字也寫得漂亮，深得雄中同學的喜愛。

不久之後，謬學理牧師在家裡開辦英文福音班，傳達聖經中仁慈、和善等理念，吸引許多學生前來查經聚會，伍焜玉也是當時雄中十幾位經常前往的學生之一，他非常喜歡那裡的聚會，尤其是福音音樂他更是鍾愛。

參加福音聚會時，他非常喜歡唱聖歌，而謬牧師傳達上帝屬天的盼望這樣的信仰，對他影響很大，當時有謬牧師如何對待那些可憐的小孩，內心自然產生景仰。

在謬牧師的家中，有幾位來自恆春、美濃等地的清寒學生，他們常常飢餓沒有食物吃，謬牧師大方的提供他們免費吃住，並讓他們有家的溫馨，這些孩子長大後喜歡自稱是「謬家的孩子」。

後來謬牧師將關心的重心轉移到邊緣青少年，因為他發現一位讓他煩惱又叛逆的青少年，他不良行為的背後，來自父親外遇、母親自殺的破碎家庭，心中常想念媽媽。讓謬牧師對他們的行為有更寬廣的包容與愛。僅管需要費盡心思來導正他們的行為，謬牧師總是無悔付出。

因為謬牧師的愛，伍焜玉認識了耶穌基督，於高三時在高雄國語禮拜堂受洗。而在接受基督信仰的過程是否有所懷疑，「任何信仰都是從懷疑開始的，」伍焜玉這樣述說，「在沒接受前是會懷疑，但是信了之後就是相信。」

因為之前讀了哲學、文學等許多書籍，讓他在接觸教會的信仰時也能從哲學的觀點出發思考宗教的問題。他認為沒有思考的宗教就不是堅定的信仰，有時會偏向迷信。但是影響他接受信仰最重要的因素仍然是謬學理牧師無悔付出的生命態度。

「許多人說謬牧師有基督的樣子，生活淡泊，內地會給他的錢都花在弱勢孩子的身上，非常仁慈，他無私奉獻的精神影響我整個做人處事的態度，甚至轉變一生。他讓我學習到如何做一位謙虛的基督徒，要為奉獻而努力，而不是為個人爭權奪利。當時如果能力好，多半會追求世俗的報酬，但因謬牧師，我整個人生視野變得比較廣，想的也比較遠，不會被眼前的利益吸引。」

對於基督信仰的依靠，無形中影響了伍焜玉的人生觀，無論是做人處事，或是未來人生的抉擇，都讓他學會用更廣更遠的角度思考未來。

他認為聖經不是教人如何過生活，而是讓人有盼望。人生只是一種過程，永遠的盼望是在天國。耶穌是替世人頂罪的，是一種愛。從聖經中可以看到人們是如何犯著罪，而上帝還是原諒他還是幫助他、仍舊給他們機會教導他們。

由著這樣的信仰，大學時代在未選擇醫學研究的方向前，伍焜玉也曾想學習叢林醫師史懷哲到非洲傳教。史懷哲這位德國的哲學教授、專業管風琴演奏家，在受到教會感召後，決定重新習醫到非洲幫助人們解決肉體上的痛苦，這個故事在當時感動世界上很多人，也讓他覺得是一生可以追尋的道路。

但是環顧當時台灣的環境其實是不太可能實現。白種人到非洲行醫有他們的背景，台灣則沒有，而讀書與思考是伍焜玉所熱愛。選擇醫學研究，努力解決更多醫學問題以幫助最多的人，這樣的人生方向漸漸浮現在他的腦海中。

在謬學理牧師有如基督身影的感動中，伍焜玉明確的了解，人生追求的目標不是金錢也不是名利，而是學習付出的珍貴旅程。這一條為他人著想的路更是一條讓生命通向快樂的大道。

這樣的信念深植他的心中，帶他走過往後重重的難關，不汲於金錢的追求，卻日夜無休地為生命更重要的價值努力不懈。在前進的道路上，他不會以眼前利益為目標，這樣的態度對他往後在臨床醫學研究方向的確立產生最直接的關聯，也讓他在人生困境的路途上總能淡然挺立、堅定不移。

台灣大學醫學之路

在豐盛的心靈探索與課堂的學習中，伍焜玉在高雄中學的表現越來越突出，滿懷憧憬的態度，讓他的學習更有動力，畢業前已是學校名列前茅的台大保送生。只是保送的科系是伍焜玉天生擅長的化工系，而不是醫學系。父親知道他的選擇後還是希望他能讀醫學院，不願違逆父親的意思，孝順的伍焜玉隨即放棄保送，跟著大家一起參加大學聯考，如父親所願地考上台灣大學醫學院。

台灣大學醫學院的前身是在一八九七年日治台灣初期由日本政府於大稻埕的台北病院設置醫學講習所演變而來，一八九八年遷至現址改名為台灣總督府台北醫院。

一九二八年日本政府於台灣設立帝國大學，這是繼日本的七所帝國大學及韓國帝國大學之外，日本政府所成立的第九所帝國大學。這所台北帝國大學就是台灣大學的前身。設校初期成立文政、理農學部，一九三六年納入台灣總督府台北醫院增設醫學部，一九四三年再增設工學部，一九四五年台灣光復後改為今制。

作為台灣的殖民政府，日本當局不希望台灣菁英參與政治，因而把帝國大學打造成學術研究的最高學府，希望台灣高級知識份子能投身在政治之外的學習領域，尤其是醫學研究。

此外他們又在台灣各地設立台灣總督府國語學校、台灣總督府工業講習所、台灣總督府農林專門學校及台灣總督府台南高等工業學校。台灣總督府國語學校就是現在的台北教育大學、台灣總督府工業講習所為台北科技大學、台灣總督府農林專門學校為中興大學、台灣總督府台南高等工業學校則為台南的成功大學，日本政府積極在台灣培養教師及理工農業等人才。

「從現在來看，當時日本在台灣就是要把台灣當成本國的一部分來治理，雖然台灣那時是殖民地，但日本人是派菁英來統治的。」伍焜玉陳述著。

當時台北帝國大學不管在學校的建築風格或是學校的學術風氣都與東京的帝國大學相仿，教授也都來自東京帝國大學，他們帶來了嚴謹治學的研究精神，為台灣校園開啟學術研究的風氣。

台灣享譽國際的毒蛇研究專家，也是第一位醫學博士杜聰明，即是日治初期台灣醫學研究一個豐碩的成果。李鎮源教授在蛇毒研究方面則有世界級的研究發表。

而由宋瑞樓院士帶領的台灣B型肝炎的研究，在早期台灣大學醫學院裡也是非常傑出的研究團隊，他證實了肝炎病毒是導致肝硬化及肝炎的主因，將台灣肝炎的研究推向國際舞台。並推動政府全面施打B型肝炎疫苗，使台灣肝病的發生率大幅下降，居功厥偉。

一九五八年伍焜玉進入台大醫學院時，對於校園中的脈動還懵懂無知，但是校園中這股強烈的學術風氣自然薰習著他。不同於高中時期的單向學習，台大醫學院的教授鼓勵他們思考、提問，對醫學問題進行深度的研究。這與伍焜玉熱愛閱讀與鑽研問題的態度不謀而合，在人體醫學的認識之外，追根究柢的進行疾病的探究，更能引發伍焜玉學習的興趣。

「我們讀書的時候環境不是很好，但是教授就是一心注重學術，這對我影響很大。所以讀了內科後才會覺得內科很有趣。因為內科需要從複雜的問題中找出診斷，相當需要研究的精神。」他記得當時教授跟他們說：「你們這些頭腦最好的，不見得考試最好，你們應該不要開業，應該去做一些有思考、有貢獻的研究。」他相當認同這個看法。

當時台大醫學院中一些臨床教授如宋瑞樓等，他們看病認真、對病人很好、對學生的說明也很仔細，這些教授的言行也讓伍焜玉非常景仰。

在謬學理牧師愛的帶領中，伍焜玉對於台大醫學院教授指引的方向非常贊同。如何以醫學研究讓疾病對人類的傷害降到最低，這是非常有意義的事。醫學研究的成果所服務的範圍比開業看病更為廣大，雖然開業當醫生可以快速累積財富，然而對於追尋人生真義有更大盼望的伍焜玉來說，醫學研究才是他熱切追求的道路。想要當內科醫生也想做研究這個方向，在進入台大醫學院的初期便在他心中萌發。

課堂上的教學伍焜玉總是認真地做筆記，當時的同學有許多來自臨近國家的僑生，讓伍焜玉覺得不解的是，這些學生所佔比例相當大，但是其中不乏對中文非常生疏的學生，他們的素質與台灣的學生有相當大的差距，有些來自印尼與馬來西亞的僑生，在高中時期連學習的代數都還非常初級，能進入台大醫學院也許與當時的政治考量有關，但是有幾位同學已經連續被留級多年畢不了業，他很同情他們。課堂中的筆記他經常與他們交流。幫助弱勢的悲憫在不擅表達情感的伍焜玉身上默默地流露。

帶著服務人群的憧憬，從南台灣北上台北的伍焜玉，從最弱勢的邊緣努力奮發，不負所望地在台灣最高學府追逐人生的理想，儘管醫學研究在當時還在起步階段，儘管未來的發展該如何展開也不甚明白，做一位專業的內科教授這樣的目標，已在他的心裡暗自確立。

專心定性的大學生活

雖然放棄喜愛的化工系，伍焜玉在台大醫學院繁瑣的醫學課程中漸漸找到興趣。由於從小就喜歡閱讀偵探類的書籍，當他學習內科時，發現這一學門非常複雜，必須要像偵探一般深入了解才能全面釐清。而一位內科醫師要診斷病人時，也必須從探詢病人許多層面的問題中來找出最佳診斷，這樣的醫學課程強烈地吸引著他。

大二時他知道在內科的書籍中有一本叫做《Harrison》的教科書，內容非常完整，書籍多達一千多頁，對人體內部構造如何連結、如何互相影響有非常詳細的解說，這樣一本複雜專業的原文教科書，在繁忙的課業中要花時間詳細閱讀不太容易，但是伍焜玉有感他的重要性，決定花兩年的時間徹底了解。

「我當時的成績是保持在前面，但是不會刻意追求第一名，寧可把時間多花在閱讀《Harrison》上，因為我覺得這本書非常重要。當時同學很流行蒐集考古題，我覺得很奇怪，也沒有理會，也許考試會比較吃虧，但是那都不是很重要。」伍焜玉真心追求的是學問，而不是應付考試。

這一個來自內心自動自發的學習，對於他在內科醫學的發展，有著非常重要的影響，專業的醫學基礎知識厚實伍焜玉對人體構造的認識，無論是內科醫師或是內科醫學研究都需要紮實的基礎做為後盾，伍焜玉在課餘時間依照自己的規劃，逐步的詳讀這本艱深的原文教科書，踏實認真的學習態度，為他的人生打下最好的基礎，對一個年輕的大學生，這樣的態度難能可貴。

從國中開始伍焜玉對於英文便以非常積極的態度學習，每天清晨起床閱讀英文之外，參加謬學理牧師的英文讀經班讓他的英文更加突飛猛進。大學的醫學原文書籍，字彙艱深，伍焜玉依然努力地自發學習。

自發學習態度的養成其實是伍焜玉最重要的學習特質。無論所處的環境如何，他都能自我督促在自己安排的計畫中逐步完成。沒有外來的要求，只有自我的期許。而且堅持如一，不會半途而廢。中學時期英文的學習如此，大學對《Harrison》教科書的學習也是如此。這是他能比同學更能表現突出的關鍵。成功的背後，是踏實苦讀的累積。這個態度也讓他在往後的研究生涯能跟上科學脈動，永遠走在學術的尖端。

就讀台大醫學院的時候，他不像其他同學參加很多活動，他的時間都只花在讀書、家教與教會上。他憶及初上台北來讀書時，學校裡面有一些台北同學家中會舉辦舞會，他一次都沒有參加過，因為根本沒有錢買衣服去參加，當時的自己很土，想來有趣。

沒有舞會、沒有玩樂，伍焜玉卻從來沒有羨慕過同學。因為他對人生有自己的體悟，他認為既然家裡窮，就是要做一些自己該做的事。課業之餘最忙碌的事情就是兼家庭教師賺取學費跟生活費。

「這也代表我的個性，不會認為自己一定要跟大家一樣參加舞會這些活動，不會被左右。」伍焜玉遙想當時南部上來的同學，連滿足基本生活都不太容易，心裡也從來沒有想過玩樂這些事。不過能讓他的心不會隨大學多采的生活所迷亂的，還有一個重要的因素就是上教會。離開高雄謬學埋牧師後，他仍持續上教會做禮拜，和平教會及雙連教會是他北上後最常去的教會，後來的美南浸信會他也常去參加團契並擔任英文翻譯的工作。

教會的信仰，伍焜玉覺得對一個人能專心做事或讀書有非常大的幫助。當一個人有堅定的信仰，心靈深處的依靠與盼望是比較不會因世俗的事情而搖擺。內心平靜與平安讓他能將注意力完全擺在課業的深入鑽研上。

在台北的教會中，伍焜玉經常擔任英文翻譯的工作，也常常有上台或是在教友面前分享理念的經驗，無形中對於上台講演及英文演説都有許多的練習，這些日積月累的訓練，正是他日後在國際學術發表會上可以使用英文流暢表達的重要基礎。

基調簡單的大學生活，伍焜玉在對內科學習的興趣中、在對人生際遇的體悟中、在對教會信仰的依靠裡專心定性地學習，為他日後在內科醫學的研究上紮下雄厚的根基。沒有多采、沒有絢爛，大學生活短暫的耀眼不為他所重視，他踏實平凡的醫學院生涯，默默堆疊出可以實踐更高理想的巨大能量，在眼前看不到快樂的奔忙中，隱藏了人生蓄勢待發的寶貴實力，更高更遠的未來等著他去追尋。

愛的相遇 一生相隨

忙碌的醫學學習中，家教是伍焜玉維持生活的主要工作，與太太石隆津的相遇卻是家教中意外的插曲。

大三時他依著家教的廣告到台北市中山北路三條通一戶私人住宅應徵家教老師，面試的人正是石隆津的姑姑。

在為高二兒子尋找家教的姑姑，是一位非常關心孩子的母親，經過百位面試者的挑選後，她選上了伍焜玉，但是不同於一般的家教，她希望伍焜玉能住在他們家裡。由於地點與台大醫學院鄰近，他一口答應。

伍焜玉與林家朝夕相處，一年多的生活大家就像一家人。這段期間他會和他輔導的學生一起就近到中山北路二段的雙連教會作禮拜，當時石隆津是東海大學的學生，兩人在教會有數面之緣，雖然伍焜玉對石隆津有很好的印象，但是兩人並不熟識。

就在他輔導的學生順利考上台北醫學院後，伍焜玉也結束這份家教工作，投入學校繁忙的課業中。五年級某一天，伍焜玉突然接到石隆津姑姑的電話，希望他幫忙帶班上一位同學到石隆津家吃飯，原來這位同學的爸爸與石隆津爸爸是台大醫學院前後屆畢業生，雙方家長想促成子女認識。

在這場相親的飯局中由於伍焜玉不是主角，言談間表現得比較活潑健談，不似同學的拘謹。結果無論是石隆津本人或是他爸爸都對伍焜玉留下良好的印象。事後伍焜玉才知道原來當天他與同學都被列在觀察之中，真是人生的意外。但是戀情並不是就此展開，直到醫學院六年級時，在一次石隆津爸爸正式邀約的飯局後，他與石隆津兩人才正式交往。

出身自醫生世家的石隆津氣質優雅，祖父、爸爸、叔叔及大姐夫都是台大醫學院畢業。石隆津當時就讀於東海大學生物系，興趣廣泛、多才多藝。高中時曾跟隨留學義大利的著名師大教授鄭秀玲學習聲樂。高三時代表北一女參加台北市獨唱比賽榮獲第一名。阿姨陳進則是台灣美術史上第一位東洋女畫家，被譽為「閨秀畫家的代表性人物」，石隆津從小耳濡日染，也曾當過陳進畫中的模特兒，對繪畫自有一份熱情。

當時兩人雖然決定交往，但是直到伍焜玉台大醫學院畢業後，他們都未曾私自約會。在他畢業到花蓮當兵後，石隆津還找了一群朋友才到花蓮看他，感情的發展在含蓄中滋長。

出國留學前，伍焜玉與石隆津在台灣親友的祝福中訂婚。兩人隨即到美國留學。只是伍焜玉就讀的耶魯大學與石隆津就讀的科羅拉多州的大學相差兩千哩遠，當時為了見上一面，伍焜玉在下雪的冬天，坐了四十幾個小時的灰狗巴士到科羅拉多州與石隆津相會。雖然辛苦，沿途卻也飽覽美國中西部小鎮風光。兩人再一起坐灰狗巴士前往伊利諾大學參加有數萬人參與的基督教青年大會的活動。年少的情懷很是甜美。

研究所畢業後，石隆津來到東岸耶魯所在的康乃狄克州，兩人在風景優美的紐哈芬結婚。雖然當時石隆津家境不錯，但是伍焜玉堅持婚禮不能花女方的錢，因此選擇在教會舉行婚禮。讓伍焜玉與石隆津兩人很感激的是，整個婚禮的接待與安排都由紐哈芬教會的一位長老處理，而為他們證婚的人正是伍焜玉在台北教會時認識的徐達（Rev Harris）牧師，婚禮簡單隆重、溫馨難忘，當時在紐約的十幾位同學也專程前來紐哈芬為他們祝賀。

就這樣伍焜玉與石隆津展開一生的相隨。即使伍焜玉經歷美國艱困的研究生涯、即使多年來因為工作關係必須不斷搬遷、即使在美國生兒育子非常辛苦，石隆津做為伍焜玉背後安定的力量，始終堅定不移、常伴左右。

這份人生意外的插曲，在往後的歲月中成為生命主要的旋律，伍焜玉欣賞石隆津樸實的生活態度，雖然出身自家世優渥的醫生世家，在生活中卻簡樸無華。由於石隆津的父母都是忙碌的開業醫師，家務處理都是請人幫忙，未曾需要做家事的石隆津跟著伍焜玉在美國的生活中，擔下所有家務，不曾怨懟。在一次母親來美的探訪中，看見女兒的忙碌持家，母親非常心疼。為愛所做的付出，石隆津淡淡地說：「在美國比我們辛苦的人還很多。」

這些人生態度的養成，伍焜玉讚嘆是來自非常好的家庭教養。在生兒育子的教育上，石隆津延傳基督家庭的教養，讓伍焜玉感受到全家更深刻對上帝的祈禱仰望與內心的平安幸福。他心懷感謝地說：「這是上帝給的禮物。」

做為彼此扶持的生命伴侶，伍焜玉雖然忙碌卻處處見其體貼用心。在往後不斷受邀出席國際會議的場合都可看到兩人相依相伴。在伍焜玉熱烈參與研討的時候，石隆津便自得其樂的到附近尋幽探訪，再將發現的新鮮美事分享伍焜玉，讓嚴謹的學術生涯增添許多生活趣味，兩人獨自培育的默契，羨煞旁人的目光，互相體貼之情溢於言表。石隆津開心地說：「現在我說不想洗碗，他就會幫忙洗了。」兩人真摯的情感有最平凡的互動關懷，數十年越益香陳。

第二篇

重新摸索再戰異域

若說挫敗是為堅定意志，
越多的挫敗成就越高的鬥志。
這生命中第二次的逆境，
迂迴曲折，
夢想的啟航從永不退卻出發。

摸索留學之路

台大醫學院畢業，如果回鄉開業並成家，對一個來自貧窮弱勢的南台灣學子應該會是一條榮耀家鄉且輕鬆富足之路。但是這卻不是伍焜玉認可的生命價值。在思想形成的生命過程中，他的心中對於成為內科教授早已胸有成竹，想要從事臨床醫學研究的理念非常清楚，開業賺錢的想法從未有過。

但是他沒有想到的是，即使畢業於台灣的最高學府，要在美國從事臨床醫學研究卻是困難重重，無法成為身在異域有利的利基。那個時候台灣的工作機會少，學校中也沒有博士學位的升學管道，因此留學風氣很盛，台大的學生於畢業後選擇出國留學的人佔了絕大部分。

「事實上當時畢業如果不想在台灣當開業醫師，也不知道要做甚麼，前途茫茫。但是到美國去也完全不知道前途是甚麼，要怎麼樣開拓這一條路，沒有前例可循，是我自己去開一條路出來，在當時是很難的一條路。」伍焜玉回憶著。

篤定接受繼續深造的挑戰是台大學生普遍的想法，但是對於伍焜玉來說不能確定的是這一條臨床醫學研究出國深造的路該如何走。前路難尋卻堅持追尋，伍焜玉說：「我就是喜歡當內科醫生，又想要做研究，雖然當時台灣在這方面還做得很淺顯，後來到美國才知道內科是醫學的主流，但那時候都不知道。只知道要往那方向走。」

一般非醫學院畢業的學生出國，都有比較明確的方向可以追尋。但是醫學生出國，如果選擇在大學中深造，你可能成為一位基礎醫學研究的科學家。如果是到國外接受住院醫師訓練，就一定要在大學的醫學中心受訓，這條路才能讓醫學生有機會在臨床醫療病患的同時進行臨床醫學的研究。如果只在一般的醫學中心受訓，那要走回臨床醫學研究的道路就機會渺茫了。

可惜的是那個年代這樣的一條道路沒有人知道，許多同學出國時申請了一般醫學中心的住院醫師訓練，到美國之後才知道無緣再繼續走回學術研究都非常難過，最後也只能很無奈地在國外當開業醫師，伍焜玉很為這些同學感到惋惜。比較幸運的是伍焜玉的留學之路，先有一年在耶魯大學醫學院攻讀研究所的緩衝。

選擇耶魯大學是因為他喜歡生化與免疫，而台大醫學院有幾位前輩就讀耶魯大學，申請相對容易，伍焜玉順利地申請到研究生獎學金。當時有一種助教型獎學金，拿到獎學金的人必須去當助教。而他申請的為「Yale Fellowship」，不需要當助教，一年的獎學金與在美國當實習醫生的薪金相較差不多，算是很好的補助。在獎學金申請的考量下，他因緣際會地成了耶魯大學的研究生。就這樣在茫然的摸索中，對耶魯大學滿懷憧憬地展開留學的旅程。

從台北的松山機場，望向遼闊的天際，遙遠的美國，將為他展開的是人生無限的希望，還是另一番衝擊。未來好似朝陽映照海面，明亮耀眼；又似迷霧遮掩大海，難以捉摸。忐忑興奮在他年輕的眉宇間生澀地流露。拎起皮箱，伍焜玉踏上了四十年的他鄉遠征。

見識卓越的耶魯大學

「來到耶魯大學，才知道甚麼叫做Excellent（卓越）。」伍焜玉很肯定他選擇了耶魯。進入耶魯大學讓他強烈感受到一股追求卓越的風氣。不管是學校的教學目標或是來自各地的頂尖學子，匯聚的就是不斷超越自我的惕勵。從台灣一流學府到世界一流學府，伍焜玉滿懷期待的見識不同於台灣的頂尖國際學術研究殿堂。

從未出國的伍焜玉搭乘泛美航空來到美國，「當時的我像土包子一樣，到東京轉機時看到彩色電視機感到非常新奇。」伍焜玉露出莞爾的笑容形容當時人生啟航的心境，眼界在處處新奇中不斷擴展。

來到美國東岸康乃狄克州的耶魯大學，映入眼簾的滿是中世紀哥德建築風格的漂亮建築，綠草如茵，風格獨具，磅礡的校園風貌令人神往，置身其間自然就有股往前追逐的渴望。一個可提供研究學人親切互動的空間在耶魯處處呈現。

「耶魯大學校園的建築無論是新舊，都呈現相同的風格，自然讓人感到一種風氣，一種卓越的優異感。學生是最好的，學校的教學目標是最高的，耶魯同時也是常春藤聯盟的一部分。」伍焜玉明顯感到有別於台灣校園的卓越風氣。「我想校園風氣的呈現跟學校建築一定有關，可惜的是台灣大部分的學校，不同時期興建的建築都有不同的風格，缺乏整體的規劃，而且有些過於富麗，非常可惜。」一種悠然獨特、人文薈萃的氣息深深吸引著他。

早期的耶魯大學以文學院為主，目標是在訓練牧師，是美國歷史上第三所大學。由美國東北部八所大學所組成的常春藤聯盟都是以基督教起家的，最初的每一位校長都是牧師。而耶魯是由一群對哈佛的教學理念不同的學生所設立，走過百年的歷史，耶魯大學與哈佛大學在互相競爭中也發展出各自的風格。

現在耶魯大學的強項有歷史、法律、英語、醫學及音樂藝術等，在美國可說首屈一指。校園中特別強調自由的思想與自由的學術風氣，能包容各種想法，因此朝氣蓬勃。他同時擁有世界上規模第二大的圖書館，圖書館的建築不僅漂亮，更讓人感受到一股強烈的傳承氣息。

一個學校就是要建立這種有持續性的校風，學生在校園中不只是聽課，而是可以受到傳統精神的觸動。一種神聖追求卓越的精神，在耶魯處處散發著，他深深為這校風所震懾。

學校傳統的延續對一個學生能產生極大的認同與優越感，更可凝聚學生對學校的向心力。耶魯大學還有一項持續已久的傳統吸引著校友的目光，就是哈佛大學與耶魯大學每年都固定舉辦的美式足球比賽。其實耶魯大學正是美式足球的發源地。時至今日兩校每年都仍持續著這項傳統比賽，這已變成校友每年最大的活動，相當有趣。

而耶魯大學所在的紐哈芬市，早期因發展武器與子彈等工業，聚集了許多的黑人跟義大利人，是一個富裕的城市，一直到這項工業沒落後經濟也才跟著走下坡，但是在一九七〇年代，紐哈芬市都仍是個治安相當好的地方。伍焜玉指出：「耶魯附近義大利人最多，義大利人的個性脾氣來得快去得也快。其他也有愛爾蘭人，他們比較愛說話及喝酒，也蠻好相處。英國人就比較勢利。但是最難相處的是猶太人，他們有些會因為自己的利益利用別人。」不同於台灣的世界熔爐，伍焜玉在這裡也好奇的學習分辨各色人種。

初到美國，耶魯所在的一切拓展了伍焜玉的視野，優異的校風激勵他更加向上的動能，他不敢怠慢的勤奮努力。然而更讓他驚訝的則是課堂上的震撼。

出於對化學與免疫的喜好，研究所的課程伍焜玉選擇攻讀微生物與免疫學，在耶魯的課堂上他形容：「我眼睛一開，在那裏才知道當時生命科學在美國已經發展得那麼迅速。」這一年是一九六七年，距離建構震撼世界DNA雙螺旋模型的分子生物學家華生與克里克兩人獲得諾貝爾生醫獎的肯定只有五年，正是美國生物科技熱烈發展的年代。伍焜玉滿懷喜悅，戰戰兢兢地加入尖端生命科學學習的行列。

在這新環境中，語文的隔閡難不倒他，深奧課程的挑戰也同樣難不倒他。當時有堂生化課，考試時可以帶課本進入，考試時間長達八個小時，他非常喜歡。那是帶著書本卻無法找到答案的考試，必須透過思考轉化，很不容易。「那時候我做得很好，因為我很喜歡那個領域。」伍焜玉面對生化課程便好似如魚得水，其中對於新陳代謝更是興致盎然，不需花太多功夫去準備便能從容應對。但是對於當時相當熱門的免疫學及分子基因等課程，他就沒有相同的熱情。

究竟生物化學對伍焜玉的吸引力是甚麼，他指出：「生物化學有很多種，其中有一部分是說醣如何被代謝，或是一個訊息如何傳遞下來，這都是有一個途徑，很多細胞的訊息與新陳代謝都是如此。人體中新陳代謝很重要，例如糖尿病就是醣的代謝有問題，而前列腺素的新陳代謝則牽涉到酶，我對這些很有興趣。」就如偵探一步一步發現答案一般，一個訊息路徑的探索，深深吸引著他。

初到耶魯，雖然在許多學習及生活適應上都有一些落差，但是身處其中不僅提高了眼界，在這卓越的啟航點，他明確知道，生物化學這個探詢代謝及訊息傳遞途徑的科學是他人生未來要努力鑽研的方向。

一天只花一美元

出國深造讓人見識廣闊，但是經濟上的負擔卻仍是沉重的，所幸並沒有形成任何阻礙。那時候家中雖然有一位可以開業當醫生的兒子，但是日子過得清寒的父母完全尊重伍焜玉出國深造的選擇，甚至出國的飛機票都是他們向親戚借錢買的。為了能在一年內盡速將機票錢還給親戚，他嚴格分配獎學金的花用，扣除住宿及基本費用，每天吃飯的錢就只有一美元，當時在美國一個漢堡大概是二十五美分，雖然談不上非常苦，但是生活必須非常自律，每天他都謹慎控制中午及晚餐能花的費用，一天的錢花完沒有就沒有了。

為了節省開銷，初到耶魯的伍焜玉，首先入住耶魯國際學生中心。那是一棟很漂亮的老房子。雖然外觀看起來還不錯，但是內部的設備非常簡單，只能提供最基本的家具，而且空間狹小。裡面共住有二十幾位耶魯國際研究生，他們分別來自日本、印度、法國、台灣、黎巴嫩、土耳其及英國等國家。這些學生多半在經濟上都比較拮据，許多人會自己買菜回來開伙。

住在這個來自許多國家的學生中心，他最大的感受是每一個國家學生的生活習慣差距真是非常大。那段期間每天晚上晚飯後的休息區，都會聽到來自黎巴嫩的猶太學生跟土耳其的阿拉伯學生因為種族政治等問題爭吵不休，天天都吵，在那裡一年他知道這兩個民族的仇恨之深，根本就是一個不可能解決的問題。

為避免複雜的生活交錯，加上學校課業繁忙，伍焜玉在每天僅有一美元的開支中，還是設法讓自己在外面填飽肚子，如果遇到生活中額外的開支需要支付，減省幾餐是常有的事。

國際學生中心住滿一年後，必須到外面找房子，費用相對增加，每個月也要寄錢回台灣給父母補貼家用，因此只能找間最簡陋的小房間。「現在回想起來，當時租住的地方真是非常非常狹小，僅夠容身，甚麼東西都沒有。」伍焜玉微微感嘆的追憶。

心田是生命的沃土，雖然求學的生活品質極為簡省，飽滿的知識，讓生活的簡單變成豐富。伍焜玉說：「那時也沒多想該住甚麼樣的房子或吃甚麼食物，全心都在課業的追求。」

而為了增加收入，他跟大學時期一樣努力兼職外快，因為具有醫生的資格，他申請擔任救護車的隨車醫生。在隨救護車四處急救的過程中，有一回他們進入一棟公寓的二樓，赫然發現那狹小的空間竟然擠滿了三十幾位中美洲的偷渡客。貧困、髒亂，老鼠四處流竄，讓他驚覺美國富裕社會與底層外來階級的嚴重落差。在外來人口不斷湧向美國的情況下，這個問題始終存在美國社會難以解決。

美國東岸在紐約於十九世紀初逐漸發展成經濟中心以後，先有大量愛爾蘭移民湧入，工業快速成長之後，貧窮的移民也大量湧入，他們聚集在一起逐漸形成聚落，美國人稱為Ghetto，就是貧民窟或較落後的地方的意思。這些地方非常髒亂，犯罪率也高，直到現在都還存在。真實的美國，在耶魯的卓越之外，有令伍焜玉驚訝的另一種樣貌，光彩富裕的背後有無奈的悲歌。

從單純簡樸的台灣來到美國，耶魯校園的一切讓伍焜玉震懾，不論是校園宏偉的建築或是課堂快速進展的生命科學，都讓他的生命有跳躍般的跨越。而真實的與不同國家的學生日夜相處，甚至目睹美國社會各階層的貧病生活，更讓他的人生有深刻的體驗。在一天一美元的生活中，有著滿溢於一美元的豐富體驗。

在拮据的留學歲月中，雖然物質的滿足非常貧乏，卻讓他有更多的機會見識不同的美國社會，經歷著跟台灣完全不一樣的生活。對於年輕人、對於生命，這樣的過程是寶貴的。有的時候為克服經濟的缺乏，也許更有機會讓生命的觸角延伸，這也是生命正向思考的真實呈現。

令人挫敗的種族歧視

一年時間飛逝而去，伍焜玉順利拿到耶魯大學醫學院碩士學位。繼續攻讀博士學位是大家共通的準備方向，伍焜玉也有所準備。但是幾經思考他認為如果攻讀博士學位必須花上八到九年的時間，屆時再轉回臨床的話時間耗費太久，恐怕會來不及。當即決定該選擇直接進入臨床而要進入臨床當醫師必須接受一年實習醫師的訓練，雖然在台灣大學醫學院時這過程已完備，可是到美國仍舊要再實習一次，但是時間上沒有趕上耶魯醫學院的實習申請，他轉而到離學校二十哩遠的耶魯教學醫院橋港醫院（Bridgeport Hospital）當實習醫師。

在橋港醫院的實習中，他目睹臨床教授非常重視「人」的關係，也就是如何與病人交談以詳細了解病史。「了解病人的病史非常重要，」伍焜玉指出：「一個醫生如果在起初的問診上正確詳細，那麼百分之七十的病況都能掌握，之後就要靠詳細的檢查再做診斷規劃。」除了問診之外，還有一件他認為美國醫生很值得學習的事，就是用心為病人著想。在美國有很好的社會福利制度，但是病人不一定能清楚，當醫生發現病人在經濟或各方面有困難時，會主動幫忙聯絡社福單位來幫助病人。這是一種很關心病人的態度，而不是單純只在意病患的病情。這種學習不是來自課堂卻一定要有人教，伍焜玉說就是「Role modle」，良好的榜樣在醫學的教育上很重要。

此外，在實習中他發現做科學研究跟當醫生的基本精神是不一樣的，科學研究的精神在於尋找、突破與創新，醫學則是綜合了解已知的各方資訊應用在病人身上，所以醫生不能在看病人的時候把病人當成實驗體想去發掘新的突破，而是要緊守分際。這是一個想要做研究的醫生非常需要注意的課題。

一年的實習中，伍焜玉看了很多病人，更清楚知道內科這個科別必須有一些學理基礎，必須詢問病史，不會很制式。而自己在生化上的喜愛，也是要在內科的訓練基礎上，再深入到次專科進行更進一步的發展，所以更確定他要走內科這一條路。

橋港醫院的實習醫師訓練結束後，接著要展開三年的住院醫師的訓練。伍焜玉開始在美國東岸耶魯大學附近尋求住院醫師的學習，但是令人震驚的是，東岸的每家大學醫院都直接回覆：「我們不收國外醫學生。」一而再，再而三，連續十餘次被回絕，這是始料未及的事，因為前面沒有人有相同的經驗承傳，這條自我開闢的道路，充滿未知的挑戰與令人挫敗的惶恐。

當時美國的少數民族還沒有受到保護，所以美國東部尖端醫學院都很直接地拒絕外國人。身在異地，嚴酷與充滿荊棘的道路該如何開拓，是否回頭這樣的想法卻從未曾在伍焜玉心裡浮現，「因為我了解自己的專長與興趣所在。」他淡淡的追憶當時的心情，雖然充滿挫敗，他依然是堅定地執著在這條臨床醫學研究的道路上，澎湖人堅毅奮發的精神在伍焜玉不知的血液裡流竄，他卻僅是笑著說：「只能往前走。」

但是該如何化解這樣的困境。他嘗試申請美國其他地區的教學醫院，雖然他對中西部一點都不了解，卻沒有猶豫。但是即使是在美國中西部，內科依舊是非常競爭的科別，要申請內科住院醫師訓練仍然有困難。為了爭取任何可能的機會，伍焜玉轉而申請較少人有興趣的婦產科，最後密蘇里州華盛頓大學Barnes醫院婦產科終於接受他參與該院的住院醫師訓練。

跨出了不滿意卻可以接受的一步，伍焜玉與太太石隆津來到美國中部密蘇里州的聖路易市接受婦產科訓練，但是他僅做了兩個月就覺得沒有興趣，也做不下去了。

決意讓自己走回內科，伍焜玉再度向其他大學醫院爭取內科住院醫師訓練。幾經嘗試，密蘇里州的聖路加（St. Luke's Hospital）醫院願意接受他為內科住院醫師。這消息振奮他年輕的心，終於走回自己想走的內科，伍焜玉在聖路易醫院開始期盼已久的內科醫師訓練，數個月後又再轉往規模更大的愛荷華大學醫院繼續更專業的內科住院醫師訓練。

那時他對愛荷華州一點都不熟悉，只聽人說愛荷華州的特點就是滿地都是玉米田。沒有想到的是它擁有國際著名的醫學、水利工程學、天文學以及聞名世界的文學創作。就這樣，因著種族歧視的阻撓，迂迴地來到位處美國中西部的愛荷華大學醫學院附設醫院，展開為期三年的住院醫師訓練。

三年的住院醫師訓練是一個嶄新的開始，卻仍有種族差異的困境存在，「在美國當實習醫師，面對的不是華人，不只是語言上的問題，華人的身材比美國人矮小，美國人怎樣看你，如何放心地接受你的治療。這尊重的問題，即使是當到教授都仍是相當難的課題，何況是實習醫師。」雖然是爭取到優異的醫學院訓練，要面對的問題依然艱辛。

這條自己選擇的道路，所有的問題都必須自己面對，意料之外的種族歧視所幸並沒有擾亂他的志向，「所以一個人會怎樣經歷一些事，或為什麼會經歷這些事，有時候很奇妙。這當然多少有個人的決定在裡面，不是偶然的。如果我不是決定要回臨床，那我就會留在耶魯，那我就會做純基礎的醫學研究了，如果在那穩定的環境中待下來，要再轉回臨床就不容易了。」選擇，是經過深思；決定，便不再動搖。

經歷三家醫院，堅決完成住院醫師訓練，過程雖然曲折，伍焜玉並沒有因此退縮，只是用正面的態度努力化解困境。不怕挫折、失敗再站起來的精神讓伍焜玉可以堅定地向前走。

玉米小鎮峰迴路轉

思索著過往，伍焜玉的面容由平靜轉為喜悅，很高興地道出：「我真正的學術建立是在愛荷華州。」原來峰迴路轉的伍焜玉在美國中西部反而大放異彩。

位在中西部北方的愛荷華大學醫院規模非常大、歷史悠久。初到愛荷華州的伍焜玉對當地是沒有概念的，幾經轉折來到愛荷華州，卻在下了飛機才知道這是一個很小的農業城鎮，滿地都是玉米田。對於愛荷華究竟在美國中西部的什麼位置他也不太清楚。

但是座落在這個居民僅有二萬五千人小鎮的愛荷華大學，學生人數卻也有二萬五千名，是美國主要的國家級研究大學之一，也是頗富盛名的美國大學聯合會成員。醫院病床多達一千多床，是一間很大的大學醫院。到了這邊他才知道愛荷華大學醫院是美國中西部最大的醫院之一，臨床老師非常好，研究也做得不錯，有相當不錯的傳統。

除了學校好、醫院大，愛荷華的居民老實善良、做事有規則，人種單純，大部分是德國跟英國人的後裔，環境很好。它曾經被選為全美一百個小型藝術城鎮，也被票選為美國最適合居住的地方。有四季分明的氣候與漂亮的自然景觀。伍焜玉興奮地說他選對地方了。仿佛是柳暗花明的到來，一個他所屬的地方，隱身在玉米田裡等待他的光芒。

飛越無盡綿延的玉米田，黃澄澄的景緻為他展開的是未曾預期的美麗城鎮與中西部最好的醫院，好似凋零的黃澄突然成為閃爍的金黃，帶著興奮之情，一掃多時的困窘心情，伍焜玉與太太石隆津在這宜人的小鎮展開充滿希望的新生活。

來到這寧靜祥和的農業城鎮，他開始在愛荷華大學醫院的每一科接受訓練，無論是心臟、腎臟、腸胃等都要學習，內科部各種門診病房的相關醫療及臨床病例討論會議等都要參與，忙碌異常。他認真地投入臨床的訓練，大學時期花了兩年時間努力研讀《Harrison》內科教科書所學習到對人體組織器官的完整認識，讓他在內科臨床的各種訓練上有相當大的幫助。

但是臨床在面對病人時，語言上的各種特殊生活語彙及口音卻需要相當的調適，他努力地加倍學習。而身在這個人種幾乎都是白種人的醫院中，他更是不敢懈怠地努力建立良好的醫病關係。

第二年必須繼續次專科醫師訓練。這時他要選擇一個科別做為主要專攻的項目。當時有兩個領域讓他抉擇，一個是免疫過敏科，另一個是血液科。幾經思考，他認為對紅血球的變化比較有興趣，加上血液很容易做實驗，只要抽血就可以拿裡面的細胞做研究，最後選擇了血液作為次專科，專攻血液腫瘤。

沒有想到的是，這一個決定，竟讓他與血液研究結下半生的情緣。當時愛荷華大學醫學院已有八十年歷史，有很強的血液凝固跟血栓研究的傳統，愛荷華大學醫學院優異的血液研究，間接促成他走上傑出的血液研究的道路。

在這個以血液凝固與血栓研究為強項的大學醫院，伍焜玉在血液的臨床學習上有快樂的時光。猶記得一個值班的夜裡，有位淋巴癌的病患半夜來到醫院，他們為他抽出血液，將一滴未經染色的血液直接放在切片上觀察，結果在場的住院醫師大家看到長得像長頭髮一樣的細胞在顯微鏡下扭動，都覺得很有趣，當時美國嬉皮正流行，他們便把這細胞稱為嬉皮細胞。透過這樣臨床的教學其實是比較容易鼓動人的學習興趣，伍焜玉對血液腫瘤臨床訓練感到興趣盎然。

次專科醫師訓練表現優異，伍焜玉繼續被愛荷華大學醫院留任為研修醫師。研修醫師可以找實驗室跟教授學習做研究，自此，想要從事臨床醫學研究的心願終於可以開始，多年來所有醫學與臨床的學習，終於可以在研究上有所發揮。

無暇陪產的忙碌醫生

愛荷華的玉米田裡不僅充滿著未來的希望，更有新生命的喜悅。來到愛荷華大學這段時間是他們家中兩位重要成員出生的時期。長子伍建人及次子伍建堂相隔三年相繼到來。

初來乍到這陌生的城鎮，伍焜玉抱持很高的希望全心投入，每天行程都非常緊湊，值班是當然的事，加上語言的適應，要完全融入著實不太容易。就在這忙碌的第二年太太懷孕了，做為新的住院醫師、醫院的外籍醫師，加上當時的醫院並不允許請假，當太太在愛荷華大學醫院生產時，他依然在醫院幫病人看病。由於是初次生產加上小孩體重相當重，太太獨自一人在醫院產房辛苦地待產一天一夜，這件事情讓他回想起來都覺得對他們母子感到很歉疚。

自從結婚以後，隨著伍焜玉在住院醫師訓練申請上的波折，太太即跟著不斷地打包、搬家，從紐哈芬到密蘇里、從密蘇里到愛荷華，來到愛荷華三年間又連續搬三次家，從簡便的醫院宿舍到租屋處到自己購買的家，不斷地搬遷是跟著伍焜玉在美國打拚的太太最沉重的事。不像現在有專業搬家公司，他們必須跟朋友借車自己搬運，辛苦可見一斑。

老大伍建人出生前，太太石隆津也在實驗室工作，薪水比當住院醫師的伍焜玉還高，但是著眼於對丈夫的支持，她轉而以家庭為重，兩人雖然相伴在美國，忙碌的住院醫師訓練，卻讓兩人相處時間非常有限。只是身在國外獨自生產的過程，再堅強的太太也會暗自哭泣。

所幸兩年半後老二出生時，他已經是研修醫師，陪伴家人的時間增加許多。但是家務及育子仍是由太太一手包辦，加上愛荷華的冬天非常寒冷，伍焜玉回憶：「在美國當媽媽真的很不容易。」

回首醫生的養成確實備極艱辛，不但自己辛苦，家人也要承受很多的煎熬。他記得最開始在橋港醫院實習的時候，有位老師要求非常嚴格。實習醫生按規定每兩天要值一次班，所以值班當天不能睡覺，而第二天也要忙到非常晚才能回家睡幾個小時。其中最難熬的是值班的第二天一早七點就要開會做報告，報告不好會被罵，壓力很大，平均一個星期工作一百二十小時以上。

這樣的訓練在當時沒有人會抱怨，也沒有人有超時工作的觀念，在老師嚴格的要求下，任何人只要能通過訓練，便一生受用無盡。因為能通過這樣的高壓，所有的困難都變得很容易，而且任何時間被叫醒都可以保持清醒，這是體力與腦力的考驗。

後來伍焜玉當上內科教授後，夜裡也常需要臨時開車到醫院診治緊急病患，卻一點都不覺得苦，都因為年輕時經歷過這樣的磨練。

但是這忙碌的過程，讓伍焜玉對太太生產時缺席始終感到歉意，在異域闖盪的歲月確實是一條不為外人所知的艱辛道路。

初試啼聲一鳴驚人

愛荷華的生活雖然忙碌，卻是成果豐碩的時刻，不僅家中添了兩個可愛的兒子，充滿溫馨，升上研修醫生更是施展臨床醫療與科學研究的開始。就在此時愛荷華大學聘請了剛從牛津大學留學回來的約翰·霍克（John Hoak）教授當血液腫瘤科系主任，他人很幽默，伍焜玉首選他為指導教授。

在討論研究方向時，霍克教授建議伍焜玉進行血小板在血栓方面的研究。當時知道血小板在止血上扮演重要的角色。如果血管破裂，血小板經由其分泌機制引起凝聚，凝聚的血小板會塞住破裂處，因此減低血液流出。但是血小板與血栓的關係還不清楚，血小板與心血管疾病的致病關係也不清楚，伍焜玉與霍克教授討論如何作突破性的研究。

他們想出了一個測量血液中血小板凝聚指數的方法，伍焜玉先在實驗室做了詳細的實驗工作，確定這個方法的可行性。下一步就要做人體試驗。他們選擇以心肌梗塞為研究對象。

伍焜玉很努力找患有心肌梗塞的病人抽血，以他們研發出來的方法測血小板凝聚指數。心肌梗塞經常在半夜發生，他是有備而來，一天二十四小時任何時刻只要有病患他都親自去抽血，然後馬上去實驗測量血小板凝聚指數，因為這個方法不能把血液先儲存再做測驗。日以繼夜地工作，終於做完了病人跟對照組的比對。發現心肌梗塞病人血小板凝集指數顯著增高，證明血小板凝集與心肌梗塞有密切關係。

伍焜玉與霍克教授聯手發明的這項血小板測量方法就是享譽國際多年的「伍氏方法」（Wu and Hoak Method）。他們很快地把這項最新發現投稿到英國頂尖期刊《刺胳針（The Lancet）》上，很快就被接受。研究成果能刊登在這個最具世界權威的雜誌是許多研究人員一生的夢想，伍焜玉初試啼聲便一鳴驚人、煒煒發亮，吸引眾人驚奇的目光，這一個步伐成為日後他在學術發展上的重要基石。這年為一九七四年，伍焜玉年方三十三歲，初嘗成功滋味，聲名快速遠播，各種邀約接踵而至，歐美各地都有他演講的足跡。

這個測量方法受到重視的主要原因是，那個時代歐美的血栓病人很多，而且對於血栓研究有很大的興趣，但是大家對血栓都不太了解，所以有新的方法設計出來能夠偵查到某個疾病現象，便廣受重視。他認為這一段感覺很像奇蹟一樣，覺得自己好像也沒做甚麼，但是後來回想覺得最好的研究，特別是跟人有關的研究應該是最簡單的、最新穎的想法，科學研究並不一定要很複雜才會有所突破。

伍焜玉謙虛地認為自己沒有做甚麼便得到很好的研究成果，然而多年來厚實的學習基礎，在這個看似奇蹟般的光芒背後，一定扮演著某種重要的推手，讓他能洞澈問題所在並設計出可以解決問題的簡單方法。

這個具有創新性與突破性的方法在當時備受國際重視，醫研界廣泛使用它進行各項研究與治療，時間長達二十餘年，一直到近年有比較好的生化跟分析方法出現為止。這在當時確實是帶動了一個新的研究與思考方向，更重要的是它具有臨床應用的價值，影響確實很大。

「血小板先生」揚名國際

影響著許多研究，帶動新的風潮，幫助許多血栓病人，伍焜玉這項發現嘉惠許多人，也牽動他日後研究的方向。

德國杜賽德夫（Dusseldorf）大學心血管的理學大師卡爾斯坦·史洛教授在公開致詞時，稱讚伍氏測量血小板凝聚的方法是一個劃世代的發現。在愛荷華大學醫院許多同事因而稱他為「血小板先生」（Mr. Platelet）。

由於在血小板研究的名氣遠播，許多病人慕名前來，有些不明病因的疑難雜症也會被送到他們醫院。血小板的研究剛開始時只針對心肌梗塞進行研究，所以他們並不清楚血小板與中風是否有關係。那時有一些年輕病患，他們的病癥是會短暫暈倒、失去意識，在意識恢復後仍會有些不正常，有人稱這是腦血氧不足產生的暫時性變化。另外一種症狀是手指腳趾疼痛、變黑然後潰爛。

伍焜玉針對這些不明病因的病人進行血小板測量，發現他們的血小板量都非常高，一般人血液中的血小板濃度應該為一微升含十四萬到四十五萬個血小板。但是這些年輕人的血小板數量都超過一百萬，他因此斷定這些病症應是屬於中風前期病症，確認了中風與血小板也有關係。

這第二篇論文投稿在有名的《中風（Stroke）》雜誌，立即被刊登。研究再度獲得廣泛的認可。伍焜玉在血液研究的專業地位日益鞏固。

當時問世已久的鎮痛解熱藥阿斯匹靈剛有藥理上的研究，科學家已經在試管的研究中知道阿斯匹靈會讓血小板比較不會凝結。他就此建議讓這些年輕又情況緊急的年輕人服用一顆阿斯匹靈。結果發現有中風前期病症的病人因此恢復正常，手指的疼痛也消失。原來這些人手指的疼痛是因為手指的血管被血小板塞住，血液流不過去，所以會發黑潰爛，使用阿斯匹靈治療降低了血小板的凝結，是一個有效的治療方式。這個研究成果，深具臨床重大意義，對許多中風初期病患不啻一大福音。很快地第三篇論文又刊登上內科很有名的內科學刊《Annals of Internal Medicine》雜誌上。

伍焜玉在阿斯匹靈的臨床發現是一項相當大的突破。雖然阿斯匹靈早在一八九九年就由德國的化學家合成出來，但是長年以來都只當作是治療疼痛與發燒的藥物，他的發現對於後來醫學上使用阿斯匹靈預防心臟病及心肌梗塞、中風等研究有相當大的影響，可說是開路先鋒。這項研究也使愛荷華大學血液的臨床研究在美國及國際上開始知名，參與的人越來越多。

伍焜玉於一九七〇年代初期在血液及阿斯匹靈的卓越表現，引領美國科學界與醫學界在心臟血管疾病的研究與治療有重大進程，對有許多心臟血管疾病的歐美民眾，確實是不小的貢獻。

經歷愛荷華大學醫學院住院醫師及兩年研修醫師的優異表現，在完成一年講師的資歷後，伍焜玉於三十五歲升任內科助教授，心臟血液專家的名氣口漸遠播。

第二篇

獨當一面邁向顛峰

若說挑戰是為攀越高峰，
越高的目標能達越高的山峰。
這生命夢想的實現，
散發卓越光芒，
人生的志向在顛峰中完成。

前往芝加哥轉戰新里程

在居民只有二萬五千人的愛荷華小鎮綻放光芒，這光芒卻吸引了人口高達兩百九十萬的芝加哥大城市的目光。新職務的邀約接踵而至。

血小板與阿斯匹靈的研究主要在血球，但是細胞新陳代謝的生化研究才是伍焜玉真正的興趣。從耶魯大學醫學院畢業歷經七年的臨床與基礎研究，成績斐然。一路走來受限於人種的歧視，伍焜玉以面對挑戰的態度在自己可以掌握的資源中大放異彩，但是當初選擇血球的研究並不是自己最喜歡的生化研究，是愛荷華大學醫院有此優異的資源，而他參與其中。

站穩臨床與研究的腳步後，期待能開拓更廣泛的研究領域進行自己更擅長的研究，更希望自己有獨當一面的機會以開創自己在醫學上的專業。就在此時，位於美國中西部伊利諾州的芝加哥羅斯（Rush）醫學院邀請伍焜玉前往擔任該醫學院的血液凝固與血栓部主任，他欣然接受。

那段時期邀聘伍焜玉的尚有許多知名大學，但是他希望能找到一個最有潛力可以發展自己醫學與研究的學校。雖然當時研究已經做得很好，他並沒有就此留在知名大學按部就班發展的想法，而是希望在一個能靠自己的努力及毅力實踐自己夢想的地方，羅斯醫學院正是這樣一個可以實現他年輕抱負的醫院。

羅斯醫學院早在十九世紀就已設立，是為紀念班哲明．羅斯（Benjamin Rush）醫師而設。他是費城著名醫師，也是美國獨立戰爭時的政治人物，為美國獨立宣言起草人之一。第二次大戰期間，因年輕人踴躍從軍，羅斯醫學院停止招生，後來關門停辦。一九六〇年代復校，設在芝加哥著名的教學醫院長老會聖路加（Presbyterian St. Luke's Hosptial）醫院，這個醫院改名為羅斯長老會聖路加醫院，是芝加哥最好的醫院之一。

有了好醫院，醫學院很快就發展成為相當有活力、有前景的學校。那時候，他們積極延攬人才，伍焜玉就這樣加入這個醫學院，展開了他新的研究方向。

長子伍建人當時六歲，將要面臨進入小學的時刻，愛荷華這單純的小鎮雖然環境不錯，各項教學資源卻沒有芝加哥完善，前往芝加哥對於小孩的學習有更多的選擇，全家都熱烈期待。

芝加哥位在美國中西部，屬於伊利諾州，東臨密西根湖。含括芝加哥城與其郊區組合而成的大芝加哥地區，人口超過九百萬，是美國僅次於紐約和洛杉磯的第三大都會區。不僅是北美大陸的中心地帶，美國最重要的鐵路與航空的樞紐，更是美國主要的金融、文化、製造業和商品交易中心。是具有世界影響力的大城市之一。城市街區繁華熱鬧，和簡樸的愛荷華小鎮有天壤之別。

帶著興奮的心情，全家來到充滿希望的國際大都會，眼前所見都讓人目眩神迷，亮麗耀眼。但是芝加哥的都會相當複雜，要尋找一處環境單純的住宅區，非常不容易。探詢許多區域，最後他們找到北部郊區的格倫維尤（Glenview）小鎮，那裡有非常好的小學，只是冬天太冷，交通也不是很方便，但是為了孩子就學著想，只好由大人承受通勤的辛苦。

伍焜玉每天前往的羅斯醫學院在芝加哥市區的西邊，若從格倫維尤小鎮開車要一個多小時的車程，距離不算近。那時他選擇搭通勤火車到醫學院，包括轉換公車的時間每趟要將近二個小時。雖然疲累，但是這新的繁華世界卻為他的研究帶來更炫麗多彩的一頁。他在這個新的大城市，展開獨當一面的全新生涯。

領導整合計畫帶動風潮

初到羅斯醫學院擔任血液凝固與血栓部主任，伍焜玉仍繼續進行血小板的研究。然而對生物化學及新陳代謝的興趣，讓他將注意力逐步投注在剛起步的前列腺素研究。

當時正是前列腺素研究最熱門的時候，在一九六〇年代便有人發現一些跟發炎有關的前列腺素。一九七五年時更發現在血小板中有新的前列腺素，過兩年血管壁內皮細胞也發現一些不同的前列腺素，這是一個重要機緣。

那時血小板的前列腺素起名叫「Thromboxane」（簡稱TXA_2），它就是血栓的前列腺素，也就是讓血小板產生血栓的前列腺素，會引起血小板的凝結及加強血管收縮。而血管壁內皮細胞所製造的另一種前列腺素，叫做「Prostacyclin」（簡稱PGI_2），它剛好跟血小板的前列腺素完全相反，會抑制血小板凝結及放鬆血管的收縮。有點像是陰陽兩面交互作用，非常有趣。由於伍焜玉剛好做血小板與血栓的研究，因此引發他熱烈地想要探索前列腺素與血栓疾病的關係。

前列腺素存在於人體各器官中，有廣泛且複雜的生理作用。這個名稱的起源是因為它於一九三四年被瑞典藥理學家馮．優洛（Von Euler）發現時，是從男性的前列腺及精囊中找到的，所以取名前列腺素，後來發現前列腺素分布全身，功能眾多。而前列腺素最重要的概念是它需要酶的催化才能一步一步的製造物質。

伍焜玉開始努力鑽研這個領域的相關書籍，他花很多時間研究分子醫學。就讀耶魯大學時正是分子生物學熱烈發展的時期，在學校修習的課程對他這段時期的自學有很大的幫助。而羅斯醫學院旁緊鄰的伊利諾大學醫學院有許多前列腺素的基礎研究，學校也常邀請學者前往演講，他因此常到他們學校去聽演講。

當時伊利諾大學醫學院中有一群藥理學家對前列腺素的研究很有興趣，另有一位化學家也在關注這個領域。在與大家的交談討論中，他提議兩校應可針對前列腺素研究共同合作，一起向美國國家衛生研究院申請大型研究計畫，這是伍焜玉第一次接觸大型的合作。這種跨領域的團隊合作在當時相當少有，可說開風氣之先。

但是要合作並不容易，大家必須時常聚在一起互相了解對方的研究內容。團隊中有人從藥理了解前列腺素如何引起血小板凝結及血管收縮，有人則分析前列腺素的化學結構，由於引起血小板凝聚的前列腺素活性非常短，大概只有三十秒，要掌握化學結構並不容易，化學家的參與相形重要。而伍焜玉雖然做的是臨床，卻以其生化專長負責研究前列腺素如何製造。當然要開始這樣一個計畫必須選定一個人類的疾病做主軸，剛好羅斯醫學院有一個很強的中風醫學研究團隊，因此大家選定中風來探討前列腺素對這個疾病的影響。

前列腺素在一九八〇年代是一個新的科學領域，其化學性質、生化功能及與疾病的關係都仍不清楚，可以說是研究的處女地，伍焜玉與他的研究伙伴組成一個團隊，從化學、生化、生理及疾病（中風）角度來探究這塊新領土，他們相當興奮地花了兩年的時間思考、討論及撰寫研究計畫書，這個首度嘗試的大型整合計畫，果然獲得了美國國家衛生研究院的獎助。這是他踏入前列腺素研究的里程碑，從此他可以很自由地選擇重要題目做深入研究，開闢出一片新天地。

伍焜玉說：「回想起來，那是一個很好的整合模式。因為一個新的科學剛剛被發現，然後有一個整合型的思考來探討它與疾病的關係，他們一群人全新開始的嘗試，是非常正確的方向。」

伍焜玉在羅斯醫學院獨當一面的研究生涯，再次展現他卓越的臨床醫學研究實力，而領導大型研究計畫的合作，更提高他研究跨足的範疇，年僅三十九歲成功升任內科教授。

這一次又一次的優異表現讓他越來越受到重視。三十九歲那一年他被選為美國臨床研究學會（簡稱ASCI）的會士，這是個相當重要的成就，因為這個會士是醫師科學家的一個重要指標，選擇的標準很高，每年只有少數人獲得這樣的榮耀，很特殊的是這個學會在遴選會士時有年齡的限制，超過了四十一歲便失去參選資格。美國臨床研究學會會士被稱為年輕的Young Turk（年輕土耳其人），意思是年輕得志。伍焜玉站穩了醫師學術界的地位，成為醫師科學界有影響力的人，整個羅斯醫學院只有不到五位會士，這個Young Turk的光環也對整個羅斯醫學院帶來容光。

不到四十歲的年紀，伍焜玉實現了人生早期意欲從事內科教授的目標，完成在美國社會不容易實現的夢想，從台大醫學院畢業不知前景如何，到實現內科教授的願景，一路走來，有期待、有失敗、有堅持、有轉圜，挫折中帶來精彩，努力中帶來突破，伍焜玉以極短的時間創造卓越，成就自己不凡的人生，創造臨床醫學與科學研究雙贏的成果，在當時的留學生中成就突出。帶著這份光彩，他開始展開另一段輝煌的人生。

攀登人生黃金時代

一九八〇年代，美國最大的獨立石油煉製公司美國太陽石油公司以二十三億美元收購德州太平洋石油公司，是當時美國歷史上第二大的商業收購。發達蓬勃的石油工業將德州的經濟帶向一片榮景。由於經濟富裕，德州政府在一筆龐大石油基金支持下，決意將州內的德州大學及四所醫學院變成國際一流的學府。因此廣邀國際一流學者到學校當科系主任。

在這個有計畫的國際一流人才網羅中，已成為國際知名頂尖科學家的伍焜玉成為德州大學休士頓醫學院血液腫瘤系系主任的目標人選。他形容當時被邀約的尊榮禮遇，眼神流露炯炯神采。就在完全沒有期待的情況下，他接到德州大學休士頓醫學院的電話，誠懇地邀請他考慮血液腫瘤科主任的職位。

這是美國大學求才的一貫作風。他們會很仔細地考慮全國年輕之秀，然後極力追求延攬，一旦被看中後，便會受邀前往學校參訪並發表演説，然後與一群重要人物進行會談，會後更被邀請參加晚宴，讓大家在輕鬆的氣氛下互相了解。

這樣的人才延攬是一種雙向的運作，學校利用這個機會看看這位欲網羅者的學術是否卓越，是否有人脈及領導力，以判定是否適合做主任。另一方面，學校安排最好的禮遇、展現最佳的一面來吸引欲網羅者，讓對方能在交談及各種資料中衡量學校是否真的追求卓越，值得為其搬遷創新天下。雙方滿意了就會安排第二次參訪，同時請太太同行。這次參訪的一個目的是把條件談妥，這些條件主要包括薪資、實驗室空間、研究開發經費等。另一個主要目的是讓太太看新環境，了解孩子的學校等。對於太太也用盡心思及禮遇，讓太太同意搬遷。

伍焜玉講完電話後感到驚奇與興奮，與太太石隆津商量後，決定接受邀請去德州休士頓醫學院看看。沒想到第一次參訪便被深深地吸引了，這個決定改變了他的學術生涯，使其更上層樓。

德州是美國人口僅次於加州的第二大州，面積則是美國本土最大的一州。油礦豐富，產量佔美國的三分之一，也是棉花產量最多的地方。這個位處美國南方的富裕之都，是一個充滿魅力的世界城市。而州名德克薩斯的由來源自於印地安語朋友的意思，也充分符合南方德州人熱情直爽的牛仔性格。

位處德州東南方的休士頓則是美國第四大城市，也是墨西哥灣沿岸最大的經濟中心。市區街道整齊，為棋盤狀遍佈的大都會區。休士頓原來是一個低於海平面的沼澤區，由填土造地而來，又因為水牛河以東西向貫穿整個城市，因此也稱「牛沼城」。現在也是一個擁有多重文化的城市，活躍的藝術表演與展覽，每年吸引許多遊客前往。

世界最大的醫學中心德州醫學中心則位在休士頓的西南方，共有為數近五十所的醫學研究機構林立其中，世界聞名的安德森癌症研究中心、著名的心臟血管手術與移植權威機構德州心臟研究所、德州大學休士頓醫學院以及全美聞名的德州兒童醫院都在其間。醫療資源整合之大，為世界之最。每天輕軌電車忙碌地載運各種專業醫護人員、病患及家屬。熱鬧程度有如一個大城市。

伍焜玉首次應邀參訪時便被這個大環境吸引住。最令他心動的是德州醫學院已是人才齊集，新聘請的醫學院院長是來自東部一位美國國家科學院院士的知名生理學家，幾位系主任也是來自美國東岸或西部的國際級著名學者，已造成一個充滿活力和追求卓越的氣氛，願景相當樂觀，醫學院人文藝術的氣息，更使他由衷感覺這是塊可開拓的地方。而第二次參訪時更禮遇太太，不僅安排了充滿藝術氣息的節目，並看了在德州醫學中心附近的住宅區。這個地區的房子都是一九四〇年代建的，頗有英國風味，附近藝術館、美術館環繞，離醫學中心及萊斯大學都是走路就可以到的，他們非常動心。

他終於決定接受德州大學的聘請，由冰天雪地的芝加哥到燠熱潮濕的休士頓。這一去超過二十年。他把人生最精華的時刻奉獻於此。

伍焜玉選擇接受這光彩與嚴厲的挑戰，讓人生進入了令他雀躍不已的黃金年代、攀登學術研究的又一高峰。接受磨練的堅忍性格，一次又一次在伍焜玉的人生中創造驚奇。

難忘那段輝煌的時光，他形容整個的學術生涯中，在休士頓的前八年是最愉快的。在醫學中心林立的環境中，跟著德州大學休士頓醫學院的內科系主任，以及來自加州、波士頓及芝加哥等全國各地前來的菁英，一起把醫學院建立起來，大家共同朝著國際一流的目標前進，感覺充滿熱血。

只是大家同心齊力、沒有紛擾的八年的休士頓黃金時代卻在毫無預警下劃下句點。「一個周六早上，大家翻開報紙，上面刊登休士頓醫學院所有系主任全部被開除。」皺著眉頭的伍焜玉追憶著。這震撼人心的新聞，究竟是如何發生的。導因於休士頓醫學院這些來自美國各地外來的菁英，對於德州政治的不夠了解。

當時休士頓醫學院一個附屬醫院經營不善並且不注重學術研究，校內多位臨床科系主任聯合向德州州長提出請願，希望能改善休士頓醫學院的董事行政，他們不知道分校董事與州長關係密切，結果董事們知道後反而反咬一口，將所有系主任都換下來。就這樣，政治惡鬥的介入，大量的菁英離開德州大學休士頓醫學院，僅少部分人留下來，伍焜玉當時雖然留下來，但是感覺非常痛苦，「當時已經建立了很多美國國家衛生研究院的中心計劃，太難離開了，但是那段時間是非常非常痛苦的時候，很低沉。因為很少醫學院會發生這樣的事，連院長都離開了。」稍微停頓的靜默著，伍焜玉的思緒彷彿又回到那難忘的時刻。

在接續由副院長主持的離別會中，安慰的話一出，大家都哭了。原來德州休士頓醫學院在大家努力下已經漸漸變成國際上相當好的學校，突然發生政治干擾學術的嚴重衝擊，好的系主任都離開了，以後休士頓醫學院就再也沒有達到這麼好的水準，黃金時代逝去，讓人不勝唏噓。伍焜玉繼續在休士頓任職直到退休，時間長達二十三年，只是這往後的時光，期間儘管學校也請到達拉斯一位心臟內科教授來當內科系主任，同時募集許多資金建立醫學研究所，並請到諾貝爾獎得主擔任所長，伍焜玉則獲邀擔任副所長，醫學院的水準也逐漸回升，但那愉快的研究生涯已隨著政治紛擾而逝去，這樣的事讓他感到非常的遺憾。

然而儘管外在的環境迭有變化，甚至是讓人難以接受的衝擊，伍焜玉在德州休士頓醫學院進行的研究，在他卓越的帶領中，卻是一步又一步地攀向最高的山巔。

前列腺素研究國際翹楚

滿懷壯志從羅斯醫學院來到德州大學休士頓醫學院，伍焜玉開始大展長才。他首先延攬人才將休士頓醫學院偏重臨床的實驗室轉型為研究性較強的實驗室，接著把在芝加哥羅斯醫學院建立的前列腺素與血栓研究計畫重新建立，然後向美國國家衛生研究院申請研究經費。

為了重組以前列腺素研究為主的跨領域研究團隊。他與幾個芝加哥的研究團隊及萊斯大學研究血管動力學的團隊合作，並邀請一位芝加哥羅斯醫學院傑出的前列腺素研究專家來休士頓參與他們的團隊。新計畫的提出果然如願申請到美國國家衛生研究院的經費，整個計畫一直持續申請經費長達二十年之久，讓德州大學休士頓醫學院的前列腺素研究成果排名世界前茅。伍焜玉跨出轉換跑道成功的第一步。

來德州大學之前，他在前列腺素的研究還在起始階段，成功申請研究經費後，剛好德州大學也有很強的中風研究團隊，陣容堅強的研究團隊在德州重新出發。當時科學家陸續發現前列腺素的新陳代謝需要前列腺素合成酶的參與，可是不管是合成酶還是前列腺素的基因都沒有人能複製出來，科學家只知道身體有這些酵素作用存在，卻看不到他們的真面目，許多實驗室競相投入前列腺素基因複製的行列。其中會促使血小板凝結、加強血管收縮而造成血栓的前列腺素TXA_2及作用機制完全相反的前列腺素PG_{12}成為伍焜玉實驗室首要尋找的目標。

前列腺素的新陳代謝這一概念，伍焜玉指出：「就是一個東西如何由A變成B再變成C，這中間都有酶的催化作用。在與血栓相關的前列腺素中，它的新陳代謝過程有三個酶。前列腺素是從細胞膜上一種脂肪裡面的脂肪酸釋放出來，這是新陳代謝的第一步。第二步是利用COX這個酶（環氧合酶，Cyclooxygenase）把它變成PGH2（中間產物），然後再分別由兩個酶製造出血小板上的前列腺素TXA_2及內皮細胞膜上的前列腺素PG_{12}。人體的這些設計非常奧妙。」

三十年前要將基因複製出來是一項非常大的工程。實驗室兩位來自日本的博士後研究人員運用細胞純化技術找出調控這個細胞的酶，然後進行基因定序，這在當時非常艱難，他們花了五年的時間，終於領先全球第一個成功複製出TXA_2及PG_{12}這兩個重要前列腺素的基因。

科學研究的發表拔得頭籌非常重要。當時科學的競爭不若現在明顯，伍焜玉實驗室依著自己的步驟進行，沒想到就在研究團隊複製出基因時，他們在一場研討會中發現日本也有一個團隊在複製這兩個基因，所以想辦法盡快發表。科學的競賽是殘忍的，無論實驗做得如何創新突破，如果不能第一個發表，一切的努力都將全功盡棄。

這兩個基因雖然只有伍焜玉實驗室及日本國家心血管實驗室成功複製出來，但是後來他們才知道全球在進行這項複製工作的實驗室非常多，競爭其實很大。把基因複製出來後，伍焜玉繼續研究了解這個基因在生理上的重要性並將其帶入與臨床有關的研究。除了學術上有突破的發現，基礎研究的成果也直接應用在臨床治療上。他的實驗室隨後發現PG_{12}與人工受孕有密切相關。人工受孕的過程若加入PG_{12}成功率會增加。

這個成果已技轉到國際大藥廠，現正進行臨床試驗。這些發現使他在PGI_2的研究位居國際領先的地位。

緊接著在前列腺素合成酶的研究上他們創造了更輝煌的成果。伍焜玉帶領的德州休士頓醫學院研究團隊，對於前列腺素合成酶COX$_{-2}$的研究也有相當傑出的成果，特別在COX$_{-2}$的基因調控方面更是領先全球。COX是製造前列素很重要的酶，醫學界本來以為人體只有一種COX。到了一九八〇年代末期，伍焜玉的團隊與美國其他兩個團隊提出還有另外一種COX的假設，後來被證實果然還有一種COX，被稱為第二款COX，簡稱為COX$_{-2}$。COX$_{-2}$的功能很不簡單，它會催化合成發炎的前列腺素，不僅會引發人體發炎更會促進癌的生長，但是對心臟血管有保護作用而且是生殖必要的酶。這些作用都必須經由基因轉錄。

發炎作用為人體對抗外來刺激或自體內生性刺激的防禦機制，當身體受到刺激時，人體中的COX$_{-2}$便會大量表現，發揮修復、重建身體受損組織的功效。然而過度或長期的慢性發炎卻可能導致癌症。

由於功能複雜，COX-2基因的表達及調控相形重要，伍焜玉實驗室在這些方面有相當好的成就。也因為困難度高，他的實驗室在當時相當有名。他的實驗室後來發現了一種新的因素可以控制COX-2的表達，他將其命名為細胞護衛因子。人類正常的細胞原來即會分泌抑制COX-2表達的物質，而COX-2又與發炎有很大關連，這個可抑制COX-2表達的細胞護衛因子也因此可以抑制癌症的成長與轉移。實驗室最近解出了細胞護衛因子的化學程式並發現其有抗癌作用。對癌症的治療將是一個嶄新的發展方向。

伍焜玉的研究特色是一旦找到了一個重要問題，便會很專心地把這個問題找到答案。以細胞護衛因子為例，他的團隊在十多年前便發現了細胞護衛因子，但是一直無法解出其化學結構。經歷十多年的探尋，應用新款的代謝體分析法，一步一步地把細胞護衛因子的化學程式訂出，並把其在體內製造的過程也完全解開，這種堅持不放棄的研究精神，是他個性的反映，也讓他在學術上不斷地有新發現。一種追根究柢、一種堅持專一的精神，是科學家成功的關鍵，也是人生花朵盛大綻放的美麗途徑。

伍焜玉來到德州休士頓醫學院短短數年便在前列腺素TXA_2、PG_{12}及前列腺素合成酶COX_{-2}的研究上有領先全球的傑出表現，這個成果得來不易，卻是發揮他研究所長的良好表現，也是他真正研究興趣之所在。優異的研究成果奠定他在前列腺素研究國際翹楚的權威地位，也讓德州大學休士頓醫學院成為世界研究前列腺素的頂尖學府。

實現人生抱負完成理想

一次又一次打響國際名號，伍焜玉跳躍式的發表不同領域的卓越研究成果，在美國醫學界及科學界都受到越來越多的矚目。來到休士頓醫學院後，伍焜玉雖然將研究重心擺在前列腺素的研究上，但是他過去在血小板研究上的優異成就並沒有讓人忘懷。當時美國國家衛生研究院為了探究自一九八〇年以後美國社區血管硬化危險因子轉變的情況，計畫進行一個大型的「社區性血管硬化流行病學研究（Atherosclerosis Risk in Communities，簡稱ARIC）」。伍焜玉在血小板上的研究雖已沒有過去活躍，當美國國家衛生研究院在規畫這個大型計畫時還是想到了他的研究工作，自動邀請他申請這個計畫。

這個計畫是以深入社區的方式，在美國四個社區各挑選四千人，針對全部高達一萬六千名的白人及黑人，進行血液凝結、脂肪測驗以及基因資料的建立。由於經費相當龐大，各地前來爭取的實驗室多不勝數，伍焜玉在了解後決定加入爭取的行列。

利用過往豐厚的心臟血管研究經驗，伍焜玉帶領團隊撰寫報告，完整的規畫果然獲得美國國家衛生研究院的青睞，計畫由他們的團隊獲得，亮麗的成績再次讓人振奮。

然而真正展開調查研究後，他發現這項研究計畫非常複雜，調查的安排、人員的訓練、抽血時間的精準拿捏都得由他們建立。這些細瑣的作業需要花費他們相當多的時間跟精力來投入，計畫剛開始進行時，他感到有些懊悔。

他的團隊花了一年的時間在四個社區研究診所把抽血的整套過程、血液的處理及以快遞送到實驗室的標準流程建立，過程非常辛苦。但是伍焜玉知道這個研究對人類將有重大貢獻，儘管煩雜，他以不計代價加倍投入的心思，精準地建立標準流程，將艱鉅的任務完整達成，為ARIC這個複雜的大型計畫建立專業與前瞻的作業模式，對這個計畫的執行貢獻很大。

ARIC於一九八五年開始進行，前三年對將近一萬六千位社區居民做詳細檢查，每三年回診所追蹤。美國國家衛生研究院的心肺血液研究所花了超越億萬美元的經費，追蹤超過二十年。在心血管疾病及中風的流行病研究有很深遠的影響。伍焜玉實驗室負責的部分是血液凝結因子及血小板，持續有新發現，也發表了重要論文在世界頂尖醫學雜誌，如《新英格蘭醫學》期刊及《刺胳針》期刊。

這個計畫執行時，他起初建立的抽血及血液儲藏系統對於血液的測驗及分析很重要。這個存留的樣本到今日還持續被用來做分析，可以說是一種生物銀行儲藏的寶藏。其中很值得一提的是在一九八五年，他便很有眼光地存留了每位參加居民的DNA，對基因及基因體的研究做了很有價值的儲藏，到二十一世紀的今日還受用不盡。他的團隊的默默耕耘給了後代研究者帶來滋潤，也給心血管研究帶來持續的突破性發現。

這些成果都與廣大的民眾息息相關，不管是發炎疼痛、心臟血管疾病管控，都是日常生活中每個人都曾遇到的問題。伍焜玉在德州休士頓醫學院的研究，不僅帶動學校的醫學研究走上世界舞台，對於臨床疾病療治的貢獻實在是深遠廣大，嘉惠世界許多的人。

無法學習史懷哲般深入叢林為非洲人解除痛苦，伍焜玉轉而將理想抱負寄予在學習醫學研究以解除更多人的疾病痛苦之上。他生命依循的價值理念在努力奮鬥的堅持中逐步實現，他對生命的關懷，讓許多病苦得以解除。讓人見證理想有多高，成果就會有多大。

臨床醫學的研究在台灣還沒蔚為風氣之前，就已是他心中清楚的目標，雖然大學時期尚不知道如何開拓這條道路，也沒有人帶領；雖然出國進修有許多經濟壓力與身在異鄉的困難挑戰。循著理想堅持邁進，奮鬥的歷程中深藏在心底的信念是推動他向前、讓他不計代價克服困難與找到方向的明燈。無數人的病痛在他對臨床醫學研究的熱情與為人解除病痛的理想中得到救贖。理想抱負的實現在伍焜玉身上看到無限的可能，心之所在即是夢想實現之所在。

擔任美國國衛院諮詢委員

在德州大學休士頓醫學院逐步實現理想的同時，伍焜玉也接到各式專業的邀約，參與重要的職務。美國國家衛生研究院便是其中之一。位於馬里蘭州貝賽斯達的美國國家衛生研究院隸屬於美國衛生及人類服務部，是美國政府首要的生物醫學研究部門，每年花費政府將近三成的生物醫學研究經費。在歷史上對美國大學扮演重要的獎助角色，包括個人研究計畫獎助及大型整合型計畫補助。

而獎助對象的確認必須由非常專業、公平的審查小組來決定。這些小組成員都是來自美國知名大學的權威學者，每個小組的成員大概在十五到二十人之間。伍焜玉因為血小板的研究在三十幾歲時便成為美國在這個領域很知名的學者，因此四十歲不到便接到美國國家衛生研究院神經疾病及中風研究所的邀請，擔任該研究所的獎助計畫審查委員。

很特別的是，參與這份學術審查的工作，除經常要到美國國家衛生研究院開會，整個審查小組的成員更需要外出到提出研究計畫者的學校去進行實地勘查。這樣的過程讓伍焜玉不只接觸許多學術上的新見解，也看到不同研究者的風格、審查方式以及不同實驗室的管理與做研究的方式，雖然很花時間他卻很珍惜這樣的經驗。

由於審查認真、績效不錯，四年後再度受邀擔任美國國家衛生研究院心臟、肺及血液研究所的大型計畫審查委員，他以血液的專業擔任這項審查工作，專業的審議越來越受到重視。

只是在忙碌的工作之外，對於數量龐大的計畫書的審查並不容易，必須花費許多的精神及時間仔細研讀。尤其是在沒有電腦的時代，伍焜玉在奔波於德州及馬里蘭州的機場之間，常常手提數公斤重的計畫書搭機，有一次在趕往機場的路上，車子拋錨，絕不耽誤審查工作的伍焜玉，顧不得車子，抱著滿袋的計畫書，攔車直奔機場。認真耐勞的態度在每個細節中成就他的專業。

任滿兩屆的學術審查工作後，有一天伍焜玉突然接到一通邀約電話，電話那頭說出要邀請他擔任美國國家衛生研究院心臟、肺及血液研究所的諮詢委員，他相當驚訝，沒想到這麼難得的機會竟然會降臨。

美國國家衛生研究院有許多研究所，每一所都相當大，單一個心肺血液研究所的人數便高達數千人，經費龐大，比台灣整個國家衛生研究院的人員及經費高上數倍。在這樣一個研究所擔任諮詢委員代表該研究所賦予他決策諮詢的重要任務，同時要參與決定研究所制訂大型整合計畫的補助方向，責任非常重大，因此諮詢委員的學術成就必須能懾服各方菁英。通常會被邀請擔任諮詢委員的人都是相當權威的專業人士，幾乎是直接與研究所所長同等地位。

伍焜玉以血液專業獲邀進入，與十餘位來自美國各大學學術聲望相當高的資深學者一同擔任諮詢委員，一種被高度認可的使命，讓他與美國國家衛生研究院蒂結更深的淵源，也讓自己的學術地位受到更多的尊崇。

在這擔任諮詢與審查委員的十多年間，他經常往返於美國國家衛生研究院，其中有一到二年的時間幾乎每星期都要去二到三次。他記得當時美國國家衛生研究院經常請他幫忙，甚至邀他擔任中草藥研究中心的審查人員，他雖然不是這個領域的專家，但是他們需要與臨床有關的人給與他們科學化的建議。

美國的中草藥並不是我們認知的中藥，而是由歐美傳下來的草藥，一個民眾普遍使用叫做聖約翰（Saint John's Wort）的草藥，民間相傳可以增加記憶力，通常是磨成藥粉服用，在健康食品店可以買到。美國國會因此委託美國國家衛生研究院設立中草藥研究中心來了解這些草藥的效用及副作用，他也參與了這個研究中心在心血管方面的規劃。

這些為美國國家衛生研究院所作的審查及諮詢工作，伍焜玉形容是「一生中重要的過程」。讓他不僅學習到如何審查各種計畫，包括個人及大型整合計畫，學習到一個學術方向如何決定，更學習到人與人之間的互動，也讓他成功進入美國社會，融入美國的生活。

其實不只這十二年，直到回來台灣前，美國國家衛生研究院都常常請他去審查計畫，這是一個非常重要的人生過程，他非常重視這個讓自己加速成長的特別歷練。

榮任美國內科鑑定董事

除了美國國家衛生研究院對伍焜玉多所倚重，伍焜玉甚至受美國內科鑑定董事會（American Board of Internal Medicine, ABIM）邀請出任董事，他是首位被邀請為該會董事的台灣留美醫師，在美國醫界受到高度肯定。

美國的醫學界相當保守，他們和台灣一樣將醫生這個行業看得很崇高，賺錢多、地位高，外國人要進入醫學界的核心相當困難。美國內科鑑定董事會是一個非隸屬於政府的私人機構，所有美國的內科醫師都必須參與這個董事會的考試，才能成為一個真正被鑑定過的內科醫師。通過考試的醫師每十年還要再接受一次鑑定考，以督促醫師能持續進步。由於美國國家大，考試的人很多，所以這個董事會也相當大，裡面還分成許多次專科的考試，是美國醫界地位相當崇高的私人機構。

內科鑑定董事會由二十幾位董事組成，受邀擔任董事者都是美國頂尖醫學院的權威醫生，大部分都是白種人。他們負責訂立美國內科住院醫師訓練的標準程序並鑑定訓練結果，同時設計內科醫師鑑定考試內容，包括醫師如何幫助病人運用保險及社會救助等福利措施都在鑑定之列，希望藉嚴謹的鑑定來培養真正能用心關懷病人的專業醫師。從台灣到美國的留學生從來沒有人擔任過該會董事，伍焜玉不僅受邀擔任董事，而且身兼血液次專科召集人。

伍焜玉述說當年他接到邀請時，心中一直思索「那怎麼有可能」，久久不能相信自己竟然能得到保守的美國醫界的認可。他以臨床及學術俱備的突出成就受到青睞，擔負的責任更加重大。

擔任美國內科鑑定董事主要的任務是決定美國內科醫師鑑定考試的內容，出題的方向除了希望達到知識的鑑定，更必須鑑別醫學生是否具備當一位好醫師的資格，董事會希望能藉考試的方式導引內科醫學政策制訂，以推動真正良好的醫病關係。

不同於美國國家衛生研究院審查委員多半為學者，這些內科鑑定董事全部都是醫生，整個出題過程伍焜玉強烈感受到一種人格受衝擊的訓練，他非常佩服。

甚麼樣的人格衝擊？伍焜玉娓娓道來，他描述鑑定考試題目的設計，是要由每位董事針對各自的專業領域出題再共同討論，題目的要求不只是專業，還不能太複雜或設計陷阱。在討論會中，他所帶領的七位血液次專科董事，對於其他董事們所設計的題目有任何疑問都會慎重提出，過程中理性的批判是毫無遲疑的被提出，激辯的過程，他屏息看著所有被指正的董事都欣然接受，沒有人會因為面子掛不住而生氣，尤其他們都是各領域的權威，更令他讚嘆的是，討論的結果每位專家的題目幾乎都有一半以上要再進行修改，而他們都全然接受，人格的修養非常高。

伍焜玉認為他們不是沒有私心、不會生氣，只是在一個場合他們一定按照那個場合的遊戲規則去做，這是一個文明社會的作為，要摒棄外表的虛榮大公無私的任事。而經過這樣過程審查出來的題目都變得非常簡單明瞭，這也是美國內科鑑定董事會在美國能做得最大最好的原因。

這樣的學習經驗是珍貴的，參與的過程也讓他感觸良多。在討論會上董事們常會不經意的說：「啊，他們那些外國醫生！」傳統上美國的醫生都把外國人當成外人，伍焜玉笑著說：「我就是外國人呀！」但是他們都不把他當成外人了。

這讓他想到年輕時申請美國東岸醫學院內科醫師訓練時，所有的學校都直接拒絕他這位外國醫學生，如今坐在這邊的醫生正是來自當年拒絕他的美國東部的知名醫學院，他自己也多次到這些學校進行計畫審查，如此大的轉變，真正感受到傑出成就改變別人心中認知的巨大力量。

當然，更讓他開心的是，兩個都繼他衣缽當醫生的兒子中，小兒子的內科鑑定考試證書上，也印有他這位擔任內科鑑定董事爸爸的認證章。

第四篇

融入美國社會備受尊崇

若說人生是為絢爛而來，
越無私的付出換來越多的精彩。
這生命奮鬥的旅程，
有無盡尊崇的禮遇，
不凡的人生在奉獻中燦爛。

成功融入美國社會

從二十八歲由耶魯大學醫學院畢業後在美國申請住院醫師，遭到東岸各校以不接受外國醫學生為由處處碰壁，短短十餘年的時間，伍焜玉成功走入美國社會，不再是美國人眼中的外國人，這樣的轉變，不只因為學術上的傲人成就，許多難能可貴的機會讓他以生活化的方式與美國人交流，讓他真正進入美國社會中。

要融入美國社會其實是一件非常不容易的事，伍焜玉的經驗是美國人其實是不太會交朋友的。住在同一個社區的美國人，他們會很樂意幫助別人，但是要成為朋友卻相當困難。當停電的颱風夜，家裡尚有電的鄰居會過來敲門問家中食物是否需要放到他們家的冰箱中，非常願意互相支援，但是在生活中卻就是無法成為經常往來的朋友。即使是美國人與美國人之間，最多就是假日兩個家庭一起到餐廳吃飯。這與台灣人朋友間常到家中往來的文化相當不同。所以許多台灣人移民到美國，即使住在美國人的社區，也很難真正打入美國人的社會，原因就在交友文化的差異。

參與美國國衛院學術審查是他能融入他們的一個重要管道，不是因為審查時的互動，而是審查後的餐會。在經過一天的疲憊後，審查委員晚上都會一起用餐，餐會中大家總會喝上一些葡萄酒，這在美國社會，尤其是白種人在一起吃飯時是非常重要的文化，因為喝了酒之後大家比較放鬆，談起話也比較能盡興。正是這樣的聚餐，讓伍焜玉有機會真正了解美國社會並融入美國人的生活。

「其實美國人，尤其是學術界，生活非常簡單，上班時幾乎不會談私事，每個人專注在自己的工作上，下班後以家庭為重心，很少人下班後還跟朋友相約出去。」伍焜玉這樣說。

慶幸自己有機會參加可以貼近美國人生活的活動，伍焜玉對於美國傳統生活也感到很有興趣，也會嘗試體驗美國人感恩節家庭聚餐時吃火雞大餐及南瓜派的習俗。他說，美國人親戚之間的往來最重要的就是感恩節及聖誕節這兩個節日，其次是七月四日獨立紀念日的長假，通常親人間一年也就是相聚二到三次，平常的日子大家則散居各處並不常往來，主要以自己的家庭為重心。他們在美國的生活也自然以自己的家庭為核心，以美國的模式融入美國社會，並創造豐富多元的美國生活。

人文交會的尊榮禮遇

體驗美國社會之餘，隨著學術發表後世界各地會議的邀約，伍焜玉擁有單純科學生涯之外豐富的人文饗宴與尊榮的禮遇，這些與學術研究相伴的生活，豐富精彩。

三十三歲發明「伍氏方法」那年他應邀到法國進行演講。在太太的陪同下兩人首次有機會到歐洲旅行。演講結束後，他們對於主辦單位安排的正式晚宴與博物館參觀的行程非常期待。但是年輕又沒有經驗的他們因為沒有準備正式的禮服而不能參加，當場懊惱萬分。此後隨著各地演講及學術會議的增加，他們也學會了依循國外禮儀體驗各式人文活動。

而擔任美國內科評議董事時，這個由醫生組成的董事會，開會時都選在美國風景最漂亮的五星級渡假村進行，特別在美國西部越過洛杉磯山脈到加州這一帶，風景綺麗，美不勝收。有時甚至在沙漠中的五星級飯店開會，晚上的餐會更須穿戴非常正式的燕尾服，為伍焜玉單純的生活增色不少。

參與國際獎項的審查讓他體驗更多世界各地的高級盛宴。他記憶最深刻的是由拜耳公司舉辦的阿斯匹靈國際獎審查，由於阿斯匹靈與許多領域都有關聯，在醫學界是相當受到重視的研究範疇。審查委員自然是來自世界各國的權威，包括美國、德國、荷蘭、澳洲及英國，他們研究領域各不相同，有臨床、分子醫學、藥理學及心臟、中風等。與歐美各地權威在一起，伍焜玉領略了許多文化的薰陶。風趣與更具哲學思考是他對歐洲人的觀察。

這個審查會每年開會的地點都在世界上最豪華最漂亮的地方，包括德國、義大利、葡萄牙與美國等歐美各地的高級飯店。德國最具代表性的地標建物是布蘭登堡大門，柏林圍牆就是沿著這個大門建起來的，在兩德統一後，這個國會及博物館所在的地方成為重點建設的區域。其中在第二次大戰前做為希特勒國宴所在地的阿德隆飯店（Hotel Adlon），戰爭時遭到轟炸，整棟樓層僅剩前面的建築物，統一後德國人將它重建成保留前面外觀，內部裝飾華麗講究的豪華飯店。無論是家俱、燈飾及各種擺設都非常華麗與考究。他們就曾在這個地方開會，感覺非常別緻豪華。

另外一個讓他難忘的是位於義大利翡冷翠與錫安納之間一個充滿歷史風貌的高級飯店。這個飯店位處托斯卡尼前往羅馬必經之地，是當年紅衣主教休息的地方，在時間的推移與歷史的變遷下竟成廢墟。義大利商人創意十足地保留廢墟的外觀，將裡面裝飾得典雅考究，住在裡面會有特別的文化感受與歷史衝擊。

伍焜玉讚嘆歐洲人很講究，做事絕不馬虎，當然他們的索費也非常高。那個地區附近有個皇宮，十七世紀時教皇非常富有，當時羅馬有瘧疾，教皇為躲避瘧疾來到義大利鄉下，因而建立了漂亮的皇宮，在這樣的地方與世界的權威一同開會，誠屬人生難得的經驗。

這些特殊的人與事現在回想起來仍令伍焜玉非常懷念，他形容有些地方即使是有錢也不見得知道要去，而那樣與國際權威交流，跟自己有錢前去消費的感覺也不一樣。前後他共參與了十年的國際審查，一直到他回台灣之前拜耳公司將部分事業遷移到美國去，這個國際獎項也剛好停辦。美好的，他都參與了。這是生命中很特別的經驗。是不經意追求的喜樂，是傑出科學成就伴隨的生活樂章。

這些美好的經歷，除了為人生留下特殊的記憶，其實這背後更重要的意義是，他在歐美社會代表的是一種學術上的高度尊重。這是辛苦努力所伴隨而來的上天的恩典。

回顧伍焜玉過往的生命歷程，爸爸雖然沒有讀書，自幼認真、踏實、苦幹，年過六十歲後卻可愜意地安享兒子的成就到九十五歲，媽媽更高達一百高齡。而伍焜玉自幼承襲父親認真不怕挫折的個性，經歷各種磨練卻始終堅持理念，在異地開創耀人的科學成就，享有尊榮的人生經歷。認真、踏實、苦幹、失敗再站起來，這是一個人成功的基本，只要努力，恩典將相伴而來，所以一個人要有成功的人生，最重要的是掌握一生的核心價值。

一條成功的道路，絕不是輕易取得，但是一個努力的身影，也絕對伴隨相對的光采。伍焜玉熱切希望我們的社會能朝這個方向努力，鼓勵每個人找出自己生命的核心價值，然後踏實認真、努力不懈。

不以物質為追求，最後卻得到最多的饗宴，這正是人生奇妙之處，外在的一切不是人生追尋的首要目標，當你人生有正確的依循，相伴而至的浮世盛宴也會點綴其中。

榮耀認可紛至沓來

除了人文的盛宴，在伍焜玉認真努力於三十九歲升任內科教授，完成人生早期夢想之後，許多學術上榮耀的認可也紛至沓來。

三十九歲升任內科教授同年首先獲選為美國醫界聲譽崇高的美國臨床研究學會會士。這個學會是美國臨床科學界非常重要的學會，被選上的人不僅都是內科醫師，同時必須在四十一歲以前就有傑出的成就，全美國每年只選出六十到八十個會士。選上之後就等於是被醫界高度認可的明日之星。

三年之後，台大醫學院也頒贈伍焜玉傑出校友獎。獨自在國外衝鋒陷陣，終於有機會榮耀母校，他非常高興這來自母校的鼓舞。

一九九四年，伍焜玉在德州大學休士頓醫學院屢創高峰之後，身在海外對生命科學有深入了解的中央研究院院士，共同推薦他競選中研院院士，那年七月的院士會議中順利當選第二十屆中研院生命科學組院士，這是他在台灣最大的榮耀。這份來自家鄉的認可也開啟他回來台灣貢獻心力的熱情，而開始長年奔波於美國及台灣兩地，為台灣的生命科學生根奠基而努力。

就在當選為中央研究院院士的喜悅中。美國德州休士頓市長更頒布當年的十二月九日為伍焜玉醫師日。

這可以說是最榮耀的一年，太太石隆津高興之餘，特於休士頓的家中，親自下廚舉辦慶祝晚宴，家人及休士頓的同事七十餘人，把家裡擠得熱鬧非常，恭賀聲不斷，因為這樣的褒揚非常特別，當他知道德州休士頓政府在之前僅為一位有重大貢獻的權威心臟科醫師制訂這樣榮耀的節日時，他心中的感觸，除了驚訝，還是驚訝。

三年後，他又再獲得代表國際血栓學會最高榮耀的SANOFI獎，頒獎典禮在法國舉行，四十餘年來在血液研究上對人類健康的貢獻，得到最高的喝采。

最特別的是，在美國擁有一百年以上歷史的美國醫師學會

（Association of American Physicians, AAP）也遴選他為會士。美國醫師學會是美國臨床方面最高的學會，在美國開始有醫學研究的時候就成立，全美國一年只選出三十位會士，被選上的都是美國醫學界的領袖人物，不只專業成就表現要傑出，更必須是主管以上的領導人物。伍焜玉在美國社會受到全面性的高度尊崇，尤其難得的是在以白人為主的醫學界，這令他內心有無比的喜悅。從台灣醫學院畢業到美國的留學生中，能同時獲選為美國臨床研究學會及美國醫師學會的會士，似乎是絕無僅有。

美國之外，伍焜玉也榮任歐洲科學院院士。但是這個院士的當選過程卻相當有趣。回想當年在德州大學休士頓醫學院時，有一天醫學院院長突然來到他的辦公室，跟祕書要了他的個人簡歷，當下甚麼話都沒有説的就走了。幾個月後被告知獲選為歐洲科學院院士時還摸不著頭緒。這似乎是無數榮耀的外一章，卻也讓他感覺很溫馨。回來台灣後也再度當選發展中世界科學院院士。

這些榮耀當然是一種重要的肯定，但是卻不是伍焜玉追尋科學真理與幫助人群的目標，臨床醫學研究的本身才是讓他感到永不疲憊的永恆價值，也才是他真正確認不疑的快樂之道。

十二月九日 伍焜玉醫師日

在無數榮耀中，對伍焜玉而言只是驚訝的「Houston K. K. Wu Day」，這一天絕對不只是個驚奇，它意義非凡值得註記。

十二月九日伍焜玉醫師日的頒訂，是德州休士頓市政府第二個為個人頒訂的紀念日。若非不凡的表現，若非卓著的貢獻，一個黃種人醫生，何以讓美國德州休士頓政府以如此榮耀的方式表揚。這雋刻入德州歷史的紀念，這榮耀的一頁，深具意義。

謙虛低調的伍焜玉對這樣一個日子著墨不多。但是翻看德州政府推動世界最大的德州醫學中心的雄心氣魄，在這個專家匯聚、競爭激烈的醫學中心，要如何在眾多菁英之中出類拔萃、要如何在以美國人為中心的醫學領域引領風騷，這個紀念日的頒訂，不僅代表他在醫學領域的成就居於國際翹楚的地位，更是他推升德州大學成為世界一流大學卓著貢獻的最佳明證。

因著能源的優勢，位居美國南方的德州是一個富裕的國際都市，他是財富雜誌五百大公司的第三大聚集地，擁有世界第六大的機場系統與港口，經濟的高度發展，更讓他同時建造了世界第二大劇院及第四大博物館。

而美國太空總署在德州休士頓建立詹森太空中心，從早期的阿波羅登月計畫到現在太空梭的任務都是由詹森太空中心負責指揮控制，所以休士頓市政府自豪地說人類從月球上呼叫的第一個聲音就是「休士頓」。

自視甚高的德州政府，在能源與太空產業之外，五十年前就積極推動德州醫學中心，他們在休士頓南方十哩處規畫佔地廣達六百七十平方英畝的醫學專區，所有重要的醫學機構全部集中於此，世界聞名的安德森癌症研究中心就位在這裡，吸引世界各地患者前來就醫，尖端醫療獲得高度肯定。目前建物多達一百多棟，有將近五十所的醫學研究機構林立其中，醫學資源的集中與整合當屬世界之最。

這個醫學中心不僅是德州重要的醫療與醫學研究重鎮，也是德州最重要的醫學教育中心。三十年前德州政府為培養更多優秀醫療人才以支援龐大的醫學中心，極力推動德州大學及四家醫學中心成為國際級的世界名校。因此不惜重金網羅世界人才，伍焜玉也是當時德州政府禮聘的重要專家之一。

來到德州之後，他投注了生命中二十三年的菁華歲月。先後擔任德州大學休士頓醫學院血液腫瘤科主任、德州萊斯大學生物醫學研究實驗室兼任教授、德州大學安德森醫學院癌症血液及骨髓移植部教授、德州大學休士頓健康科學中心講座教授、德州大學休士頓布朗預防分子醫學研究所副所長，並榮獲德州大學休士頓健康科學中心院長學者獎及榮任德州大學榮譽終身教授。德州醫學中心最專業的醫療研究與教學領域都有他的身影與貢獻。

在加入德州大學的八〇年代初期，全美各地菁英齊聚在此，他以心臟血液研究權威為德州大學休士頓醫學院申請美國國家衛生研究院「社區性血管硬化流行病學研究計畫」，在美國各地進行大規模的研究，這個計畫相當知名也非常複雜艱困，對美國社會影響深遠，因此推升德州大學成為引領美國心臟血液研究的一流學府。

而長達二十年的前列腺素整合計畫，他帶領團隊專攻血管壁及血液細胞前列腺素之新陳代謝及製造調控的研究，也讓德州大學成為前列腺素酶之生化及分生機制研究的國際名校。

始終無法建置完成的臨床試驗中心，更在他的帶領下，突破多年申請失利的困境。對德州大學躋身世界一流大學有非常顯著的貢獻。

伍焜玉感懷能身處世界頂尖醫學中心，讓他有豐富資源可以盡情揮灑熱血奉獻心力，終而創造德州大學及自己生命的巔峰，是努力、是機遇、是一切的和合，在埋頭苦幹的歲月中，他不斷被驚奇的榮耀感動，在不可知的異域，他以傲人的成就與驚奇相逢。

一九九四年十二月九日頒發這項訊息當天，伍焜玉與石隆津一起上台接受休士頓政府的表揚，心中滿是喜悅。他突破人種的分別、衝破激烈的競爭，在美國德州醫學的發展史中，留下台灣人留美奮鬥驕傲的一頁。

五十六歲的博士學位

五十六歲，擁有了各種突破的醫學研究成果與榮耀後，伍焜玉在英國諾貝爾獎得主約翰．勉因（J. R. Vane）教授的建議下，在自己已然權威的研究領域，完成倫敦大學藥理博士學位。已經是教授卻還在自己研究的領域拿博士學位，他形容：「這是天上掉下來的禮物。」

在學術界，很多學校會提供研究人員每七年就有一年的研修假期，稱為Sabbatical。這個假期是安排國外學術交流或作教學再訓練最好的機會，長時間的交流同時能增進生活體驗。五十三歲這一年，藉著半年的研修假期伍焜玉選擇前往約翰．勉因教授在英國倫敦大學威廉．哈維研究所的實驗室進行交流，觀察不同實驗室在非類固醇類抗炎藥物（NSAIDs）藥理上的研發進展。

約翰．勉因教授是位藥理學家，一九七一年發現阿斯匹靈等抗發炎藥物的作用機制原來就是在抑制前列腺素的合成，這個重大發現刊登在世界頂尖的《自然生物(Nature Biology)》雜誌，幾年後他又發現前列腺素合成酶PG_{12}，而於一九八二年獲得諾貝爾獎。

為延攬約翰．勉因教授，英國聖巴多羅買(St. Bartholaom)醫學院特以其醫院中知名的醫師威廉．哈維(William Harvey)之名成立研究所，威廉．哈維是十六世紀人類研發心血管疾病之始祖，也是人類循環系統之發現者，對醫學貢獻卓著。威廉．哈維研究所延續相關的研究，成立後由約翰．勉因主持。

這個研究所在阿斯匹靈及NSAIDs藥物的研究在國際上占領先地位，約翰．勉因教授當時開始對COX_{-2}有高度興趣，但還沒有切入研究，他邀請伍焜玉為一年一度的威廉．哈維講座發表一個大型演講，伍焜玉以COX_{-2}的分子生物學為主題，演講完後，引起相當大的回響。約翰．勉因教授開始從事COX_{-2}與發炎的研究。發現COX_{-2}的確與發炎息息相關。抑止COX_{-2}後，發炎會減輕。這對後來的藥物發展有很大的影響。

而他前往的威廉．哈維研究所位在倫敦最繁華也最具歷史風貌的倫敦市，也就是英國人稱的「The City」。一般人慣稱的倫敦實際指的是大倫敦市，共有三十三個區域。而City位在正中央，也就是泰晤士河北岸寸土寸金的倫敦金融城，與西臨的西敏寺形成一個現代的英國組合城市。

現在的倫敦金融城是經歷一六六六年倫敦大火及兩次世界大戰的摧毀重建的，原有的面積只有一平方英里，英國人也稱這金融城為那一平方英里。這個城市建立在諾曼人和中世紀城鎮的遺址上，因此有著古老的歷史。經歷千年，倫敦金融城從一個政治中心轉變成純粹的金融貿易中心，與紐約一樣，對全球金融業具有領導的地位，因此有著為數龐大的現代金融機構，但是城裡面也保留了大量的古典藝術建築，最出名的有聖保羅大教堂、皇家商業交易中心、英格蘭銀行、大廈之屋、倫敦大火紀念塔、倫敦塔等，都是著名久遠的歷史建物，街廓上融合了現代與古典風貌，讓倫敦市成為別具古意的現代都市。

威廉・哈維研究所很特別的設在老倫敦地區的修道院中。修道院在大戰中曾被炸毀，整修後保留了修道院紀念館，其餘則是研究所及醫學生宿舍。伍焜玉參觀之後覺得真是一個適合做研究的地方，清靜典雅，與聖巴多羅買醫院也只有五分鐘距離。其旁邊則圍繞著許多現代建築及博物館、音樂廳等，著名的倫敦交響音樂廳也在其間。約翰．勉因教授特別為伍焜玉安排住在研究所旁古味盎然的社區。這學術交流的特別禮遇，讓他與太太經歷了人生中最特別的生活。

這段期間約翰．勉因教授不僅招待他們夫妻到家中作客，也帶他們體驗許多英國生活，其中一個最具英國傳統風格的學術晚宴，形式正與哈利波特電影中霍格華茲學校的餐會一般，他們穿著傳統學士服被邀請坐到檯上，經驗英國百年學術的正統餐敍，讓他們很難忘懷。另一個具有數百年歷史的俱樂部，出入的人士都是英國知名的演員、作家及科學家，也讓他印象深刻，這個俱樂部只准男性進入，很是不同，太太雖不能進去，他們還是想辦法讓她見識。

留英期間伍焜玉不時受邀到牛津及劍橋大學演講，一位牛津大學知名的血小板藥理大師也非常熱情地邀請他們到他位於鄉村的住所，那是典型的英國鄉村房舍，庭園寬敞綠意盎然。這種英國特有的鄉村風貌，是以酒吧為中心，讓寧靜鄉間有交誼的場所，鄉村幽靜雅緻，房舍也許古老，內部卻都非常講究，讓人喜愛。

而身處在充滿藝術與歷史的倫敦市，由於交通便捷，伍焜玉及太太每於周末假日，便搭捷運或者火車到各地參觀博物館及欣賞音樂會，生活充滿樂趣，精神食糧滿載而歸。

世界聞名的聖保羅大教堂更有著伍焜玉一家最難忘的回憶，那年的聖誕節，伍建人與伍建堂來到倫敦共度，一家四口與數千位英國人擠在聖保羅大教堂一起祈禱、唱聖歌，既壯觀又讓人悸動，是他們記憶深處難忘的一天。而前往倫敦歌劇院聆聽世界最古老的倫敦交響樂團的演奏，更讓全家沉醉在幸福之中。

這段多采多姿的英國研修，在約翰．勉因教授的盛情中收穫良多，伍焜玉也特別為約翰．勉因實驗室帶來Cox-2的抗體及基因。實驗室利用這個抗體，陸續發表許多很好的研究成果。伍焜玉在阿斯匹靈NSAIDs藥物的藥理運作上也有更深的認識，雙方交流成果豐碩，與約翰．勉因教授更成為一生至交。

這段情誼還為伍焜玉帶來意想不到的禮物。就在研修假期即將結束，他準備要回美國前，約翰．勉因教授探詢獲知伍焜玉並未有哲學博士學位，因而建議他針對這段時期的研究進行論文撰寫，以取得學位。

在美國的臨床醫學界對於已升任教授者早就等同擁有博士的資格，是否擁有博士學位並不是很重要，重要的是在學術上擁有突破性的成就。但是在美國之外的許多國家卻仍舊把博士學位當成一種重要的資歷，英國即是這樣的國家。他接受約翰．勉因教授的建議，這不是一個榮譽博士的頭銜，而是真正的學位取得。但是對他而言早已駕輕就熟。

不只繳學費，他花了一年多的時間撰寫論文，同時進行論文口試，約翰．勉因教授很巧妙地迴避當他的口試委員，伍焜玉在自己專精的領域接受詢答，感覺非常有趣。就在他完成口試之後，原本在倫敦大學只是提供貧窮學生就讀的瑪麗女王學院，完成與聖巴多羅買醫學院的整合，成為與國王學院、皇后學院及大學學院齊名的四所倫敦大學知名學院。伍焜玉也從聖巴多羅買醫學院的學生變成倫敦大學瑪麗女王學院的畢業生。

這一段英國的研修假期，伍焜玉在觀摩與交流中悠游，在現代與古典中穿梭，從繁忙的美國轉換到優雅的英國，人生色彩更為豐盛之外，還讓他意外地完成博士學位，意外地成為倫敦大學的校友，難怪他開懷地說：「這是天上掉下來的禮物。」

令人好奇的是，已經是前列腺素研究的權威，還願意在五十幾歲的奔忙中，在自己已是權威的領域花時間撰寫論文獲取學位，伍焜玉說：「因為我有興趣，在西方社會的價值觀中，一個人能在自己有興趣的工作上努力不懈是最幸福的事。這與我們東方社會覺得事業有成後該過優閒生活的價值觀完全不同。」

是上天的美意也好，是興趣所驅而快樂的追逐也罷，這生命的節奏已如行雲流水，萬般飄移都是趣。

走過世界四十餘國

四十年的研究生涯，從三十三歲發明「伍氏方法」後，伍焜玉經常受邀參加各國的學術研討及演講，踏過的國家已遍布四十餘個，其中以法國、德國、義大利等國家最常受邀。在忙碌的工作之外，他相當看重這些國際會議的參與機會，因為他認為多參加國際研討會，不但視野擴大，人生更宏觀，也有機會認識許多人。

作為一個科學家，交朋友很重要，日益重要的國際合作，都是要透過廣泛的國際參與才有機會認識國際菁英促成合作，他與諾貝爾獎得主約翰．勉因教授的認識就是最好的例證。

當然在繁忙的工作中還要常常往返國際間，時間的安排與體力的負荷都是相當的考驗。為了應付這樣國際化的行程安排，伍焜玉早已培養出很好的作息，他每天晚上九點左右就寢，清晨三點多起床工作，這樣不但有充足的休息，高效清醒的頭腦，還能適應各國時差。返國第二天馬上工作，對於七十歲的伍焜玉仍舊能從容應付，這樣的生活他一點都不感到疲憊。

當然，長期的奔忙，也會有相當辛苦的經歷。對於各式國際研討會的邀約，他只要答應前往絕不會缺席，長年以來只有兩次因為飛機誤點而耽擱。那是前往法國演講的行程，飛機原來要在會議開始前一天抵達卻耽誤一整天，他既沒睡覺也沒吃午餐，趕抵會場時，演講時間只剩五分鐘，但是大會仍熱烈安排他上場，雖然又累又餓，仍挺起精神站著演說了將近三小時。

另一次則是要前往日本的京都大學。當時在美國登機的旅客中，有位懷有九個月身孕的婦女竟然也登上飛機，結果飛機在太平洋上空時她突然陣痛，但是小孩胎位不正必須緊急送醫，就這樣飛機降落在寒冷的阿拉斯加，機上二百多位乘客一起陪著等。待他抵達京都大學時，會議早已結束，學校則在會後幫他安排小型學生座談。

除了飛機的影響，伍焜玉參加任何國際會議即使病痛也會全力克服。在歐美以外的地區開會，最大的風險就是衛生問題，他曾在印度新德里的演講會上身體不適，眼睛模糊不能看清投影片，只得依憑記憶努力完成，回國後才知道是被病毒感染，視力許久才恢復。還有次痛風發作，步履艱難，他也依然拖著疼痛的雙腳，到馬來西亞參與所有行程。有時國際會議也會遇上政治風暴，菲律賓馬可仕政權的垮台之日，他在行前才決定取消，差點遇上一場暴動。林林總總的狀況，是忙碌國際行程中難以避免的事，身為國際學者，要有心理準備面對各種狀況，想辦法讓自己突破困難。

東奔西走的行程，也有讓人感到溫馨的故事。有一回在前往巴黎的火車上，他正忙碌地整理研討會要報告的幻燈片時，突然有位同車乘客問他是不是伍焜玉教授，沒想到會被陌生人認出，他相當高興，原來那是位來自南斯拉夫首都大學血液科的教授，也要去參加同一場國際研討會，此後兩人成為非常好的朋友，這是忙碌旅途的溫馨收穫。

要成為可以勝任忙碌國際會議的專業人士，伍焜玉認為遇事從容應對、不要緊張是很重要的態度。其次必須訓練自己做事有效率，掌握事情的優先順序、高效處理重大事情，細枝末節的事情就不要太過在意。這樣才能專一向前，為生命開創更高的格局，拓展國際化的眼光，從而帶領研究團隊躍登國際舞台，創造最尖端的成就。

伍焜玉認為，要有頂尖的成就，花時間與精神多與國際接觸相當重要，有些人也許認為這樣東奔西走很浪費時間，對研究不一定有幫助，其實任何一場會議、任何一次演說，都蘊藏無限的機會。與國際專業菁英在一起，也才能對最新的資訊有所掌握。再怎麼困難，都要克服時間與體力的障礙，這樣的毅力是讓學術邁向國際化最重要的態度。

國際參與的過程，拓展的不僅是專業的認知、人脈的建立與學術合作，更是生命的體驗。走出實驗室，與國際交融，生命的熱情當更加奔騰，這也是讓一個人永不疲憊的動力。這樣的生命，伍焜玉說：「我從來沒有感到疲倦過。」

石隆津的繪畫

作為一個將時間與精神都投注在醫學研究的忙碌丈夫身後的推手，與伍焜玉一起在美國開創的太太石隆津有她與寂寞相伴的自處之道。雖然丈夫留給家裡的時間很少，但是知道他做的醫學研究對社會有很大的幫助，石隆津相當釋然。除了照顧家庭與工作，她讓自己對繪畫的熱情盡情揮灑，開創自己心靈豐富的旅程。

結婚以來雖然家務與照顧孩子的工作繁重，石隆津仍舊在美國愛荷華、芝加哥及休士頓等醫學中心服務，並擁有自己的實驗室。當兩個兒子都上國中以後，內心熱愛藝術的聲音不斷在心中湧現，尤其閱歷世界各博物館與美術館的心靈饗宴後，更讓潛藏在細胞中的繪畫天分意欲展露。在幾位朋友的邀約中，她開始嘗試一星期一次的繪畫課程。

十多年前孩子長大人後，石隆津決定放下實驗室的工作專心學畫，分別在休士頓格拉瑟爾藝術學院（Glassell school of art）及休士頓藝術聯盟（The Art League）修課，學習雕塑、靜物、風景及人物寫生。

學生時期石隆津就對繪畫等藝術充滿興趣，但是在長輩的堅持下，仍以學業為主。雖然石隆津的阿姨為台灣第一位東洋女畫家，讓她自小就常沉醉在畫作的美學裡，但是石隆津的爸爸媽媽都是有名的開業醫生，親戚中也有很多醫生，學生時代要追尋藝術創作自是不易。但是家族遺傳的繪畫天分，終於在人生育子完成的階段實現。

她的作品有寫實，也有抽象。抽象創作用色大膽豐富，筆觸盡是生命熱情的揮灑，奔騰豪邁。實景畫作則展現細膩寧靜、清幽和平之情意。作品曾多次參加休士頓藝術聯盟、休士頓藝術學院及台灣人傳統基金會的展覽，也曾在中央研究院及國家衛生研究院的圖書館藝廊舉辦個展。

走進石隆津精心佈置的家時，眼前所見都是她充滿創意的畫作，其中一幅畫中人物正是伍焜玉。繪畫不僅是石隆津的藝術創作，也是他們生活的一部分，用畫紀錄生活，讓藝術融入生活，是他們忙碌生活中最大的樂趣，伍焜玉非常支持石隆津對藝術的愛好，自己也樂於擔任她畫中臨描的人物，互相體貼之心盡在畫作的笑容裡表露無遺。

深藏在細胞中的興趣專長，也許不能在人生早期如願發展，生命漫長的旅程總有讓夢想實現的機會。每個人都有不同的生命機遇與路程，在適當的時期，傾聽自己的聲音，也不失為實踐生命的另一種做法。

伍焜玉與石隆津在自我興趣的發揮上採取相同的態度，都在站穩一個階段後，才盡情揮灑。兩人的契合有很大部分來自對藝文的欣賞，尤其是對音樂的喜愛。伍焜玉非常喜歡聆聽各類音樂，特別是古典與抒情的旋律，每天清晨在他開始工作的寧靜桌前，總會放上幾曲古典音樂，讓音樂開啟忙碌的一天。

石隆津更是對音樂熱情投入，年輕時就曾請過聲樂家指導，在美國時也參加教會詩班二十多年，兩個兒子都專精於小提琴與鋼琴的演奏。全家人最喜歡的一首歌就是〈For the beauty of the earth〉，兒子的婚禮上選擇播放這首歌曲，他們感動落淚。

猶如這首動人心弦的歌，伍焜玉與石隆津揮灑生命的愛與美，讓他們在美國奔忙的歲月，譜出動人的旋律，所有的希望正是為了這世界的美，繪畫是美、音樂是美、醫學奉獻也是美。

兩人攜手譜出的生命樂章，猶如交響樂章，時而綿柔交織，時而磅礡動人，優美的音符早已傳送世界各角落，療癒無數人的病痛。伍焜玉的醫學人生在石隆津的支持中，為人類醫學貢獻良多，年輕的初衷，在美國落實，年輕的夢想，在美國實現。回台貢獻，成為他們另一個期盼的旅程。

第五篇

回國貢獻

若是生命有一種呼喚，
那是心的深處家的繫盼。
若是生命有一種毅然，
那是放下成就放下尊崇。
在思念的故里，
全然奉獻。

深愛的台灣

思緒再度往回推移到年輕的歲月，沉默了半响，伍焜玉若有所思的說：「當年出國時以為再也回不來了。」年輕時離開白色恐怖籠罩的台灣來到美國，遺憾的是從台灣來的職業學生依然對海外學子進行監控與迫害，當時許多留學生都因各種理由被莫名的阻擋在國外，回家變得遙不可及。身處現今民主開放時代的人們，很難想像當年有家歸不得的海外學子深切的思鄉之苦。伍焜玉在離家十五年後才有機會重新回到思念的故鄉。

雖然他人在海外，對於家鄉故土的關懷卻是非常熱烈，猶記得離台十年於血液研究獲得國際名望之後，他受邀為母校台大醫學院院刊撰寫旅美校友的故事，當時對於這來自家鄉的聯繫感到非常溫馨，對台灣的親友也有更多的思念，文中他熱烈的描述內心對母校火熱的關懷及希望提升母校優良傳統的真切期盼。

這篇文章感動了當時還在台大醫院學習的陳耀昌醫師，他是今日台大醫院骨髓移植的專業名師，當時還在醫院擔任總醫師，對於前途正感到茫然。在看到伍焜玉撰寫的〈旅美十年——研究、教學與診病的生涯〉一文後深受鼓勵，自我推薦寫了一封信給素昧平生的伍焜玉，請他幫忙赴美學習骨髓移植的可能性，伍焜玉看了信後毫無遲疑的在自己的實驗室保留一個名額，邀請陳耀昌前往，而開啟陳耀昌成為伍焜玉大弟子的一生情誼。是那般的思念，使得伍焜玉對家鄉來的任何訊息都緊緊得抓住，也讓陳耀昌對他無私的栽培感念萬分。

一九八〇年代，台灣社會在全球浪潮下步步走向自由民主。在國民政府開放專業團體回國的機緣中，伍焜玉有了第一次回歸故里的機會。

帶著熾烈的心情，他於一九八一年應台灣大學之邀首度回到台大醫學院內科進行短期教學，那也是他在芝加哥羅斯醫學院晉升內科教授不久，回台貢獻所學正是多年在外奮鬥學成的伍焜玉最熱烈的盼望，伍焜玉難忘當時熱烈想回台又怕不能成行的忐忑心情。

他記得當時到台灣駐美辦事處辦理申請回國的手續時，辦事處人員對他詳細地詢問了將近三個小時，那時心裡的感受是無限漫長與惶恐，雖然他在美國時只專注在醫學的研習上，並沒有甚麼可擔心的記錄，但是當時被詢問的恐怖感覺到現在還很清晰。

十五年的分離，台灣有許多的變化，重新踏上家鄉故土，伍焜玉的心情相當愉悅，能夠與親人、朋友再度相見是很大的欣慰，而回饋故里的心願也從此得以逐步實現。回到台大母校，伍焜玉很高興地帶著醫學院的學生學習西方的臨床問診與教學，盡其所能地將他在美國學習的醫學精神傳授予國內學子。雖然只能短暫停留，但是從那時開始他每一到二年都會利用假期回來講學。也因此有機會與宋瑞樓及陳定信等台大醫學院的醫學前輩接觸。雖然那時台灣的醫療水準還未上軌道，但是越來越多的歸國學人回台幫忙，台大醫學院也大量將醫師送往國外受訓，醫療水準很快地向上大幅提升。

然而當時台灣的研究環境無論是設備或是經費都難達國際水準，他所從事的尖端醫學研究只能留在美國發展，要全然放棄美國的資源回台進行相關研究有實際的困難。但是他在海外的成就備受國內醫界青睞，當時台大醫學院楊照雄院長與成功大學醫學院黃崑巖院長都先後邀請伍焜玉回國擔任該校醫學院院長，在評估當時於美國研究計畫的延續性後，他認為尚不適合回國接任，但是對於國內各項學術諮詢與國際會議他總是不辭辛勞地從美國回來參與支援。

也在這個時期，許多跟伍焜玉一樣熱愛台灣的海外生物醫學研究頂尖學人也以年休假的安排，輪流回台貢獻所學。他們把在海外經歷的生物科技尖端研究帶回台灣，希望讓台灣也能追上國外如火如荼進展的生物醫學研發的腳步。一九八三年在中央研究院長吳大猷的支持下，中央研究院生物醫學科學研究所大樓動工興建，從而開啟大量海外生物科技菁英回流的浪潮。一九九四年「生物醫學科學研究所」正式成立。一個可以與國際生醫研究同步進展的一流研究單位正式啟航。

中央研究院生物醫學科學研究所的設立首重尖端生物科技的研發，

期以延攬回國的國際權威帶領國內研究人員創造卓越研究成果。於此同時，如何以嚴謹的審查制度及長期經費提供來支持國內各大學的頂尖生物醫學研究，以提升國家學術研究整體的體質，也是推升我國生物醫學科學研發的重要課題。一九九三年衛生署《整合性醫藥衛生科技研究計畫》在錢煦院士的邀集下開始進行，對於美國國家衛生研究院學術審查饒有經驗的伍焜玉也在受邀行列，這個計畫的參與開始了他與國內生醫推手們廣泛接觸的機緣。

伍焜玉在這個推動國內研究水準的整合計畫中，擔任醫學科學領域的召集人，整個計畫尚包括生物科技、公共衛生、醫學工程等領域，分別由羅浩院士、周聯彬院士及馮元楨院士擔任召集人。連同德高望重的何曼德院士、鄭永齊院士、何潛院士及錢煦院士再組成最高決策的評議委員會。

《整合性醫藥衛生科技研究計畫》希望打破國內過去對研究計畫經費申請齊頭式平等的做法，要在低通過率下以更高的經費支持真正優秀的計畫，以達國際研究水準。每年海內外學者六十餘位共同參與審查作業，大家共同為建立台灣一流學術研究而努力，這份用心投入的情懷感動了深愛台灣的伍焜玉，也增加他在美國與華裔科學家連絡的網路。

積極的參與，讓曾經是整合性計畫風潮帶領者的伍焜玉對國內醫藥整合研究有精闢的指引，嚴謹的審查制度也讓國內學術審查氣象一新，受到佳評。學術界莫不以拿到這項計畫經費為榮。

然而《整合性醫藥衛生科技研究計畫》並不是以基礎研究為主的中央研究院能支持的範疇。一個國家級、專責醫藥衛生的研究機構成為國內更為殷切的需求。

在時任衛生署長張博雅的大力支持下，效法美國、英國、法國等先進國家設立國家衛生研究院漸漸形成共識。一九九六年國家衛生研究院在立法院艱辛地立法完成後正式成立，歷經許多轉折一路催生設立國家衛生研究院的生物醫學科學研究所所長吳成文，轉任國家衛生研究院院長，留下中央研究院生物醫學科學研究所所長職缺。

偌大的研究所不能沒有領導者，經過一年的遴選，生物醫學科學研究所遴選委員會急切進行海外徵選，伍焜玉在美國輝煌的研究成果及多年大型醫學院的領導經驗，被選為所長接任第一人選，中央研究院院長李遠哲親自到美國進行延攬。多年來一起參與研究所的設立及學術審查，看到許多學者回來的真誠付出，伍焜玉心中早有想要回台貢獻的想法，目睹研究所延攬的許多優秀人才，也讓他信心倍增。但是當時要不要回來卻是很難決定的問題。

不同於一般的基礎醫學研究有較多彈性，伍焜玉從事的臨床醫學研究及門診病患都不能輕言中斷，加上德州休士頓醫學院不願讓他離開，在跟醫學院院長討論後，他們特別讓伍焜玉以台美兩邊兼任的模式挽留他。有了看似兩全的辦法，回國承擔眾人期待的心願得以實現。一九九七年伍焜玉偕妻回到位於南港的中央研究院生物醫學科學研究所，接續國內外科學家戮力建設的一流研究單位，共同推升我國尖端生物醫學科技的研究發展。

出任中研院生醫所所長

成立了三年的中央研究院生物醫學科學研究所在伍焜玉接任所長時已經有五百多人，非常龐大。研究所設有心臟血管研究組、感染症研究組、癌症研究組、神經科學研究組、公共衛生與流行病學研究組、結構生物學研究組、臨床癌症研究組。每個研究組各自獨立，分設組主任，枝開葉蔓、各自爭鳴。

伍焜玉到任之後，首先與院內研究人員展開個別深入對談，經歷月餘將每個人的能力、困難與期望全面掌握。他了解到研究所內有非常多能力相當強的優異人才，也有新的年輕菁英，在這資源共享與競合的環境中卻有人掙扎、需要提攜。

在以研究組為單位的規畫中，伍焜玉認為組主任的角色應該是協調整合，而非真正的主管，該發揮的角色功能是在做最後的調配，以幫助研究資源做最大的發揮。

而這個經歷許多人心血建立的國內頂尖研究所，充滿朝氣，如何建立開放與公平的制度，讓年輕充滿理想的科學家有更好的機會展現長才，是現階段伍焜玉回國最重要的任務。

掌握研究所狀況之後，伍焜玉希望研究人員能了解，單打獨鬥的學術競爭可讓百花爭艷，但是以團隊目標進行的整合計畫，卻可把理想目標訂得更高，同時讓年輕學者在有限的經費跟經驗中得到更多的指導與發揮。經歷多年美國計畫整合的經驗，伍焜玉知道跨越以組為限制的群體計畫才能快速推升研究成果。雖然過程可能需要協調整合，會為許多人增加不同於個別研究的時間及精神，但是跨過障礙，成果必然豐碩。

新政策與新制度的建立，是領導一個團體最重要卻也是最容易遭受阻抗的事情，有其難度。對於生物醫學科學研究所初期以建立研究所為目標以至人才落定後的長久制度之規畫建立，伍焜玉站在這個承轉的重要時刻，他知道改變需要堅持，在他的信仰裡、在他的美國經驗中，他對爭議並不輕言妥協。

掌握住大方向後，伍焜玉進一步帶領研究人員釐清生物醫學科學研究所的定位。當時中央研究院另有一個新設立的分子生物科學研究所，研究成果相當亮麗，但是分子生物與生物醫學的目標不同，分子生物是基礎的尖端研究，成果發表容易讓人耳目一新，生物醫學卻有其目標設定，除非有大型計畫或者是特別的計畫才容易受到注目。伍焜玉就此鼓勵院內研究人員將重點擺在建制實力堅強的實驗室並為研究設計好問題，不要被不同屬性的研究單位成果影響走向，大大提振研究人員的士氣。

此外，對於延攬年輕研究人才制度的建立伍焜玉也相當重視。人才是生物醫學研究最重要的寶庫，如何讓年輕人有機會並得到經驗指導，對於人才的養成會有加倍的成效，這不是外求而是需要我們自己用心栽培的課題，伍焜玉對於年輕學者特別重視。他不時敦促年輕學者建立特色及奠定厚實的基礎，他強調研究的自主性，因此在任內努力打破領域間的界線，讓年輕研究人員有充分的自由空間去發揮。奠定生物醫科學學研究所自由與尋求創新研究的學術風氣，對往後的豐碩研究成果奠下扎實的根基。

擔任研究所所長期間，副所長李德章、唐堂及蘇燦隆都給予伍焜玉非常大的幫忙，大家共同讓研究所朝更高的目標邁進。那時大家還共同經歷了一個相當令人困擾的建築紛爭，這是伍焜玉感到非常特別的台灣經驗。

由於生物醫學科學研究所的成長快速，實驗室早已不敷使用，他回台之前第二棟大樓已經在興建。不同於建設相當完善的第一棟大樓，這新大樓完工後的驗收工程讓他們耗費心神。原來第一棟大樓興建時有蔡作雍院士的專業監督，讓符合科學研究的專業建築都能在符合標準的要求下進行。第二棟大樓卻沒有這麼幸運。

伍焜玉在到任三年後都仍無法擁有自己的實驗室，這對於他有相當大的影響，作為一位科學家，科學實驗是無法停擺的。中央研究院內會議中，伍焜玉建議院方統籌辦理建築事宜，不要讓台灣複雜的建築生態折損歸國學人的理想。

台灣的社會與美國有相當大的不同，不僅在營建業務上讓人費解，官場文化與立法院生態也是歸國學者必須學習的課題。

一九九八年衛生署長張博雅設立基因體國家型計畫，初回國的伍焜玉並未參加規劃，署長邀請他擔任召集人，他同意承擔這項任務。就在此時國科會要求他去作一小時的簡報，可是簡報現場只有寥寥數人。簡報結束後的結論是要停掉計畫。伍焜玉對這樣的作風相當不能理解，若是早就決定要結束此一計畫，根本就不應該要求他去做簡報。這讓他經驗了台灣官場的特殊文化。

劉兆玄接任國科會主委之後，伍焜玉積極挽救該計畫，他建議以團隊合作的模式發展基因體尖端計畫。在副主委薛香川的大力幫忙下，計畫終於起死回生，從而建立了今日基因體醫學國家型科技計畫的雛形，其後並由中央研究院王惠鈞副院長及台大醫學院陳定信院士接任計畫主持人運作至今。這些經驗也讓他了解台灣政府的作業情況，了解如何與政府官員合作共進。

而中央研究院隸屬總統府，經費的編列需要經過立法院的同意，在一次與故宮博物院一起備詢的預算審查會議中，他目睹故宮博物院院長因為年事頗高被立法委員以不堪的言論質詢的過程，對於台灣立法院的民主運作課程上了震撼的一課，雖然不能認同卻對立法院有初步的認識。

這些台灣經驗都是伍焜玉在美國所未見，在經歷三年複雜的人事行政折衝及制度的建制後，伍焜玉決定回到美國繼續發展臨床醫學的研究。雖然這次回台只停留三年，對於中央研究院生物醫學科學研究所及他自己未來的發展，都產生深遠的影響。

接掌國家衛生研究院

多年回台的投入，伍焜玉對於台灣的情感越加濃厚，在言語上他是內斂不擅表達的人，在行動上他卻用不遠千里的飛奔默默付出。就在卸下中央研究院生物醫學科學研究所所長職務不到一個月後，伍焜玉從美國德州搭機直奔所內出席一個重要的會議，二個小時的會議後便驅車前往機場回美國，三十餘小時的千里跋涉只為三小時的會議，所內同仁不禁為他的辛勞感到不捨，他卻笑說：「只要台灣需要我，我就會回來。」所有情感的關懷，不用言語卻越見其赤誠。果然，六年後，國家衛生研究院再度向他招手。

國家衛生研究院是國家最高的醫藥衛生研究機構，為便於延攬國際研究人才而以財團法人形式設立，經費來自政府捐助，是國內第一個預算必須通過立法院審議的財團法人研究機構。

不同於中央研究院生物醫學科學研究所以純學術的基礎生醫研究為

主，國家衛生研究院是一個以任務為導向的研究機構，研究方向必須以國家的醫藥衛生需求為依歸，擔負提升國人身體健康及促進國內生技產業發展的重要責任，而學術研究之外猶須扮演國家智庫角色，肩負處理國家緊急醫藥衛生問題的重擔。

成立於一九九六年的國家衛生研究院，為快速趕上世界生命科技發展的腳步，在院區尚未建設之初，即以權宜的措施與台灣各醫學中心承租研究場所，地點多達七處，包括中央研究院生物醫學科學研究所、國防醫學院、台大醫院、台北榮民總醫院、成大醫學院、高雄醫學院、生物技術開發中心，並於內湖設立行政中心。他們用最艱辛的方式，推動生命科學的幼苗早日茁壯。

而為百年之計，必須規劃三十到五十公頃大的院區，用地取得卻成為設院的難題，寸土寸金的台北市建地難尋，無法留在台北之後，各縣市政府爭取國家衛生研究院前往設立的競爭此起彼落，各方角力介入的結果讓院區的興建延宕多年，從汐止、八里轉到桃園林口、八德，到最後在李登輝總統裁示下才決定落腳在新竹科學園區四期的苗栗竹南基地。二〇〇四年廣達三十二公頃的院區終於在大家的期待中興建完成。

就在這個以美國國家衛生研究院為建築藍圖的新院區完成後，首任院長任期也將屆滿。巧合地循著中央研究院生物醫學科學研究所相同的道路，遴選委員會再度選上回美多年的伍焜玉。

離開中央研究院生物醫學科學研究所之後，伍焜玉回到德州休士頓醫學院繼續美國的研究生涯，隔年獲得美國德州大學休士頓健康科學中心院長學者獎，隨後德州大學增設休士頓布朗預防分子醫學研究所，邀請知名諾貝爾獎得主擔任所長，並由伍焜玉出任副所長。二〇〇四年他更榮獲美國「Thomson ISI」近十年學術論文被引用第七名之殊榮。

就在他於美國的發展順利進行時，國家衛生研究院遴選委員找上他，伍焜玉說：「這是一個很難的決定。」這個職位責任重大，必須下定決心結束美國的工作全心投入，不能以在中央研究院生物醫學科學研究所時美國台灣兩邊跑的模式進行。有過前一次的台灣經驗，他知道回來必須面對台灣複雜的行政立法生態，必須為台灣的最高醫藥衛生研究機構擘畫未來，任務非常艱巨。但是多年來參與學術審查與台灣生醫界建立的感情以及想為台灣做事的內心召喚，在德州休士頓醫學院不願意放人的堅持下，他仍然決定放棄一切留職停薪的禮遇，接受沒有退休金下待遇減少的回國使命。放下安逸，面對紛擾，伍焜玉拾起熱血，全心全意為台灣奮力一搏，二〇〇六年踏上歸鄉之旅，接掌國家衛生研究院。

這一個決定是他一貫中心思想的延續，人生的價值在服務人群，捨棄美國優渥安定的生活，結束美國的事業，偕妻來到遠離都會的苗栗竹南小鎮。這一個決定讓他們離開長久居住的家園，讓太太石隆津總是隔海思念陸續出生的四個可愛孫兒，收起個人的情感，伍焜玉說：「要為家鄉做一些事。」

領頭坐鎮齊聚竹南

來到國家衛生研究院位於竹南偌大的院區，伍焜玉立即進行一項艱巨的改革。

人才是國家衛生研究院的基石，成立十年人員已突破千人，其中博士以上研究人員多達二百餘人，都是從海內外辛苦延攬的各方菁英。二〇〇四年底國家衛生研究院正式入駐位在竹南的院區，浩大的實驗器材搬運工程在同仁相聚的歡樂中進行，分散各處的研究團隊終於可以在一起努力。

但是在這分處各地接近十年的日子裡，即使是海外歸國的學人也已經在各地落戶生根，有小孩的同仁對於搬遷更是考慮良多。竹南位處台灣近中部地區，與台北車程超過一個半小時，對許多來自台北及高雄的同仁是否搬家都是很難的抉擇。

坐落在苗栗縣西北邊濱海地區的竹南鎮，人口約七萬餘人。由於正處新竹的南邊而稱為竹南。而國家衛生研究院所在的竹南科學園區，介於頭份鎮與竹南鎮的交界處，離市區有一段距離，園區中除了一小時一班可到新竹科學園區的接駁車外，沒有方便的交通網路，在園區上班除了自備交通工具否則出入困難。而純樸小鎮的居住環境與便捷的都會也有相當差異，早期的園區甚為荒涼，小鎮的生活機能也並不周全。

為了不讓人才流失，也為了讓同仁適應，遷院之初院方保有許多彈性措施，這是國家衛生研究院管理階層面對同仁的用心良苦。這過程並不強迫所有同仁立即在竹南上班，對於辛苦從台北通車到竹南上班的同仁也給予許多權宜方便。

回台的過程，伍焜玉被告知國家衛生研究院保有台北辦公室，可以選擇住在台北。儘管他習慣了美國芝加哥與德州休士頓等世界大城市優雅完善的居住環境，儘管住在竹南院區會對不敢在台灣開車的太太造成生活上相當大的困擾，然而身為帶領團隊的院長，伍焜玉直覺一定要親自坐鎮竹南與大家在一起，才能把研究帶起來，生活的不便他安然接受，與太太溝通後，他放棄住在台北的選擇，帶頭搬入遠離市鎮的院內宿舍。

就在伍焜玉入住之後，他發現研究大樓在晚上僅有少數人待在實驗室，對於二十四小時都該與實驗室為伍的研究工作，伍焜玉深覺是該嚴格要求改善的時刻。

花了一段時間溝通後，他要求所有單位搬遷回竹南，這個政策卻遭到無比巨大的阻抗，許多單位都有各種理由保留小部分人力與辦公空間在原來的辦公處，也有單位表示要獨立運作。既是國家耗費巨資在竹南建院，伍焜玉認為就不該再浪費任何金錢，而且他相信將所有人都集中在竹南，國家衛生研究院才能成功。幸運的是與他一起回國的何英剛副院長也跟他一起住在國衛院的宿舍之中，兩人的好榜樣，發揮最大的坐鎮功效。絕無例外的堅持，也讓反抗的聲浪逐漸平息。

伍焜玉認為所有同仁齊聚在竹南，讓心沒有浮動的飄移，是凝聚團隊最重要的一步。無論是行政管理或是研究資源分享及研究計畫的合作研討，都是人員齊聚才能發揮效能。現在國衛院的研究大樓，每個夜晚燈火通明，夜晚的實驗室開始進行一場場年輕熱血的奮鬥，院內的學術研究也不斷激出頂尖的成果，伍焜玉有所堅持的作風，給國衛院帶來全新的氣象。

「其實竹南的環境跟美國比較像，是比較適合居住與作研究的地方。」伍焜玉這麼認為。猶如國家衛生研究院溫啟邦講座教授所言「上有天堂，下有竹南」一語說盡歸國學者對竹南的喜愛。現在多數同仁都已在竹南或新竹地區居住，搬遷的過程也許讓人有所掙扎，但是越早確定，對於工作與生活都有一定的幫助。

地理位置的偏遠，伍焜玉與院內同仁常需長途奔波於台北之間參與各項會議，非常辛苦，對於容易暈車的伍焜玉更是不容易，但是態度的轉換，事情便會有不同的轉變，奔波之餘回到幽靜的竹南，塵囂的喧擾早已遠離，工作效能更能提升。伍焜玉著重大方向思考，為國家衛生研究院凝聚工作團隊，完成回國第一項重要工作。

積極提攜後進作育英才

一段四十年的海外醫學研究生涯，讓人看到伍焜玉艱辛及傑出的人生步履；一個真誠關懷台灣生物醫學發展的回台貢獻之旅，卻是讓國內後輩有親自領受這位科學巨人行儀風範的珍貴機緣。

或許是感恩求學階段受到師長的啟發，或許是謬學理牧師對台灣學童無悔付出的感動，伍焜玉對於提攜青年學子尤其是年輕研究學者特別用心，熱忱與科學的追尋同樣強烈。

在美國期間，他曾經培育過來自日本、土耳其、中國、美國、德國等世界各國的學生，現在都有獨當一面的良好表現。而不論是在中央研究院或是在國家衛生研究院任職期間，伍焜玉上任後的第一件事就是花許多時間與研究人員進行個別對談，除了期望對他們的研究內容有所了解，更關心他們在工作及生活上所碰到的困難。

二〇〇六年四月，正式上任的前三個月，國家衛生研究院舉辦兩天一夜的研究人員學術研討會，伍焜玉特地從美國趕回來參加，藉著這個機會，認真的對院內研究進行全面性的了解，同時更不眠不休地於夜晚安排數場與研究人員的座談，展現積極任事的一貫態度。那一場研討會的氣氛非常好，伍焜玉形容：「大家都有一種追求傑出的渴望。」讓他對於帶領國家衛生研究院更充滿期待。

在這次的座談會中，最令他印象深刻的便是年輕學者在資源及經驗上的落差。來到國家衛生研究院後，伍焜玉特別積極主動給予年輕學者包括研究經費及助理員額等較優渥的支持，同時盡量減少他們的行政工作，讓年輕人在前幾年可以專心衝刺於研究，而不被其他的雜事所干擾。擔任審查工作時，他更常為年輕學者爭取計畫及獎項，給予他們潛能發揮的機會，這打自心底真誠的關懷非常熱烈，也贏得許多年輕後輩衷心的感謝。

跟隨伍焜玉長達十五年的國家衛生研究院細胞與系統醫學研究所劉俊揚副研究員，他憶及當他博士剛畢業時對於甚麼是研究還沒有具體的想法，在跟隨由伍焜玉主持的一項大型計畫案中，他深切的感受到這位他所認識的第一位大師級長者，對於科學研究所展現的高度熱忱與理想，「當我提出任何問題，伍院長都能積極回應並為我指出新的思考方向，高昂的鬥志總被他的熱情激發。而我特別深刻的則是伍院長在指導學生時，總是提醒大家要一起站在解決醫學問題的角度來進行科學研究，而不要把個人的升遷當成研究努力的目標。」

在參與整合計畫的過程，伍焜玉常帶著他參加各種會議，讓他有機會學習。「最令我感念的則是跟隨伍院長在美國休士頓時，竟然能以資歷最淺的研究者身分站在國際學術研討會中演講，這是伍院長用心的安排，主動給與當時還很年輕的我機會，我深受激勵。」

引導有潛力的年輕科學家，以服務的核心價值進行高度熱忱的科學研究，是伍焜玉回到台灣推動研究紮根最重要的理念。在主動提攜年輕後進的熱忱之中，有他更深的關切潛藏其中，更高的胸懷與目標是科學研究能精益求精、躍登國際的原動力。目標正確，才會有朝氣蓬勃的研究發展。

在國衛院期間他所收的第一位清大博士班學生陳柏叡則是感恩的說：「沒有伍院長就沒有今天的我。」目前擔任中央研究院翁啟惠院長實驗室博士後研究員的陳柏叡，在跟隨伍焜玉的過程，曾經因為年紀輕、做實驗嚴謹度不符要求，被多次嚴厲指正，一度他也曾萌生退意，「我因為想做發炎方面的研究，主動找上伍院長，雖然聽說他要求嚴格，我並不擔心，剛開始院長讓我多方嘗試，接著開始深入研究的探討時，嚴謹度跟不上伍院長，曾被大聲斥責。」他記得伍焜玉說：「我就是要大聲罵你，好讓你記住，好言好語你不會放在心上。」當下年輕的他並沒有接受教誨，反而做出離去的決定，但是簽呈進入到院長室後就停了，「伍院長說他不會簽，並且語重心長地告訴我，要做大事，不能意氣用事。他為我指出我的瓶頸所在，要我再試一試。這一刻，我年輕不懂事的心，突然看懂這位享譽國際的大師對我的用心良苦。」「從那時候開始我知道對於科學研究必須非常專注認真，非常嚴肅用心，不能掉以輕心，調整心態後更加努力的重新出發，終能繼續堅持在研究的道路上。」

跟隨伍焜玉五年的時間，陳柏叡認為這五年的時間讓他一生受惠無窮。對於一位學習獸醫方面臨床醫學，在基礎研究上相當陌生的學生，陳柏叡說：「伍院長耐心地接受我犯錯，並且給我很多資源，辦公室都讓我睡，很肯給年輕人機會，真的非常了不起。這種胸襟自己都做不到，何況是這麼知名的院士。」在他的感謝中，諄諄教誨的師長風範在伍焜玉身上流露。給年輕人機會始終是他的深切盼望。

為幫助資源缺乏的年輕研究學者，伍焜玉進一步於國家衛生研究院推動成立核心儀器設施中心，讓院內所有昂貴的儀器設施都可以在公平的運作下共享。二〇〇九年十一月國衛院核心儀器設施中心正式成立，下轄核酸定序、光學生物、病理、流式細胞儀、基因微陣列、活細胞顯微影像，以及蛋白質化學等七個核心實驗室，他特別指示核心儀器設施中心要以服務為宗旨，並要公平的服務全院所有研究人員。

核心儀器設施中心成立後獲得普遍好評，對於年輕研究人員這無異如虎添翼，讓年輕的新人可以運用最尖端的科技加強實驗的成果。而部分核心實驗室也對院外學術單位和廠商提供服務，嘉惠國內其他學者。不僅讓這些貴重的儀器被有效使用、節省國家資源與經費，更有效提升研究與學術論文發表的品質，是相當寬宏的作法。

在伍焜玉帶領下一起進行細胞護衛因子研究的國衛院細胞與系統醫學研究所郭呈欽副研究員認為，蛋白質化學核心實驗室的成立，是伍焜玉綜觀國際上的進展，認為蛋白質體及代謝質體對於未來國衛院的研究深具重要性而規劃購置，這一個前瞻的判斷，不僅幫助他們突破細胞護衛因子的研究，院內許多研究藉此儀器也已經產生許多突破的發現，對國衛院幫助很大。

他指出：「伍院長深具宏觀性，任何知識都有深入的了解，所以在尖端科技的判斷上，總能掌握最新的進展，甚至是領先找出現今醫學的缺失，跨越地在前引領。」

現今台灣在生物科技的研究資源有限、人才難尋，如何有效整合資源與培育人才，正是推動我國生物科技發展最重要的起點，除了核心設施的整合，以不同主題與各大學合作成為伍焜玉回國後另一項重點的工作。從二〇〇六年回到國衛院後他便積極與國內各大學進行博士與碩士的學程合作，讓各校的研究生有機會到國衛院接觸設備完善的高科技實驗室，並讓他們獲得國衛院優秀頂尖科學家的指導，為國家作育能為醫界、學界及產業界效力的高科技生技人才。

在積極的促成下，日前國衛院已與國內近二十所學校簽訂碩士或博士的聯合招生及學程合作，包括台灣大學、清華大學、中興大學、中央大學、中國醫藥大學、國防醫學院、高雄醫學院、台北醫學大學、東海大學等。其中最特別的是與陽明大學首創讓博士生到國衛院生物製劑廠學習疫苗製作的學程，開創性的為我國培養更具實務經驗的專業人才，以因應國家有如作戰般艱困的防疫工作。而地理位置相近的清華大學碩博士生更成為國衛院寶貴的人才庫，雙方不僅密切互動，更於清華大學設置最新穎的斑馬魚核心實驗室，藉此最新的動物研究模型，提升清華大學的生物醫學科學研究水準。

種種的構思與發想都在伍焜玉用心為國家栽培未來菁英的理念下，突破各種障礙，讓國內優秀的年輕後輩在最多資源與最多關懷的鼓舞中建立自信與研究的新視野，讓他們剛啟航的研究生涯邁向充滿願景的大道。也為我國日益減少的海外人才庫，儲備積極進取的未來種子。

然而這樣的合作有一個最大的困難需要克服，位處竹南科學園區中的國衛院，交通設施不若大都市便捷，為了幫助這些學生克服交通與生活的不便，在院內經費窘迫的狀況下，伍焜玉獨排眾議堅持使用須經層層關卡核可才能動用的基金孳息蓋國衛院第二棟單身宿舍，使學生可以專心住在院內學習，在大家覺得窒礙難行的決策中，在他認為一定要克服的決定中，第二宿舍在眾人的期待下完工，大批學生入住，解決了交通地理的劣勢，讓研究生能投注更多時間專心精進。他同時於人事單位成立人才培訓室，設置專人為這些學生提供各項問題的解決方案。

伍焜玉對人才的提攜有無比的用心與堅持，對於一位國際級大師的風範，在誨人不倦的精神中，讓我們看到他對作育英才的真切關懷，十年樹木、百年樹人的教育精神深植他的心中。在所有提升我國生物科技研究的努力中，大量扶植年輕人才是他為國家效力所踏出最踏實與長遠的一步。

力行踏實嚴謹的科學精神

儒雅的外表與學者的風範是伍焜玉給人的第一印象，他既是醫生也是科學家，在美國同時是位受到學生歡迎的權威內科教授。似乎是天生有清楚邏輯與説故事的能力，他在美國各醫學大學的課堂上，生動活潑的教學總是座無虛席，是一位備受推崇的教授，也因此在美國德州休士頓醫學院時得到由學生票選產生的院長學者獎。

回到國家衛生研究院，伍焜玉不離他教授學生的學者態度，首重播撒科學踏實嚴謹的研究精神。他以專一追求人生核心價值的態度，教導國內研究人員要具備紮實的學問，然後將精力集中在自己擅長且有興趣的研究題目上，不要被熱門的學術風向或是雜誌期刊的影響指數所左右而隨波逐流，一生集中精神踏實的在一個主題上努力鑽研，才能做出突出的結果。若是實驗結果與自己的預期或是別人發表的論文不一樣，更需要積極的從過程探究造成失敗的原因並發掘其他可能的發展。不要因為一時的失敗而灰心喪志。

儘管行政事務非常繁忙，伍焜玉仍保有數十年如一日的習慣，每天清晨三、四點起床後便先花二個小時閱讀國際上最新的研究報告，各種領域他都廣泛閱讀，而《Nature》及《ATVB》等紙本雜誌更是隨時在身，許多空檔或是開會的等待時間，都能看到他低頭認真閱讀的情景，讓週遭的人都能強烈感受他強烈的求知欲望。對於時間的應用更是分秒必爭，一絲空閒時間都不輕易浪擲。

國家衛生研究院學術發展處處長謝興邦這樣描述：「伍院長認真努力的身影在台灣科學界相當罕見，尤其是一位已年屆七十並且擁有卓越成就的國際知名科學家，孜孜不倦的精神令人敬佩。」

由於豐富廣泛地吸收新知，當會議中有人提到各種最新的研究成果時，他總能侃侃而談，並為人提出最好的指引，淵博的學問與好學的態度讓人讚嘆，知識的高度更讓他的領導決策能與國際同步，從而帶領研究跟上世界的腳步。

台灣的社會沿襲華人社會講究人情的風氣，但是伍焜玉很少參與應酬，他認為認真的把研究做好是最重要的事，隨時策勵自己學習科學新知更是一位科學家要具備的最基本態度。所以儘管每天行程滿滿，他仍身兼國衛院細胞與系統醫學研究所所長並建立自己的實驗室，百忙之中他一定準時參加實驗室的進度報告，為同仁指出實驗設計上的問題與結果分析的盲點，會議中總能看見他迅速掌握問題重點及冷靜周密思考的身影。

這樣的行事態度，是一位德高望重的國際學者令人欽佩的風範，但是在應酬盛行的官場文化中，要減少應酬並不容易，甚至導致無謂的攻擊。自稱與伍焜玉穿同一條褲襠長大的台灣大學生命科學院劉文雄教授，是伍焜玉高雄中學的至交好友，對於伍焜玉不愛應酬的個性非常了解，他認為伍焜玉全心只在學術的研究發展，他處事著重大方向的掌握，中午常常都是兩片土司果腹，應酬這樣耗費時間的事，他自是不熱衷。

除了踏實認真的態度，嚴謹治學更是伍焜玉學者風範的寫照。他以在美國國家衛生研究院參與審查的經驗，長年投身我國學術界的學術審查，嚴格的態度很快在學術界流傳。

絲毫不含糊是他審查時給予人最深的印象，對於細節更是重視。這嚴謹的態度也可從他帶領學生進行文獻閱讀、實驗設計、數據分析以及研究架構理論的深入探討窺見其一。在實驗室中他要求每一個步驟都要審慎以對，絕不容許模糊的空間，從而帶領研究人員深入觀察隱藏在實驗數據背後的科學意義，讓科學研究品質堅持在周密的水準中。

「每次在論文定稿前，準備十份到二十份的圖表已經非常習慣。」劉俊揚副研究員說不是只有二或三次修改，從開始進行論文的撰寫，伍焜玉總是希望以最佳的邏輯思考表現研究的結果，在不同圖表的製作中，可以很清楚的看到伍焜玉思考的周慮，一定做到最完整的態度，讓他獲益良多。

他還記得有一次伍焜玉出國參加會議，才剛回到機場便打電話到辦公室說他在飛機上對研究有新的想法，他要趕回來，要他們等他。「伍院長總是保持驚人的體力與毅力，不容易沒電，他幾乎沒有時差，也從來沒看過他有任何挫敗的神情，像是一個不倒的巨人。」在跟隨伍焜玉的學習中，劉俊揚形容時間繃得很緊，也學會晚上不太睡覺的看論文，但是讓他感到研究生涯有一位充滿熱情與活力的領導，他便充滿著鬥志。

最重要的是他對論文被退這種研究經常要面臨的考驗，現在也可以讓難過的時間從三天變成三小時再變成三十分鐘，「因為我看到的伍院長是一個只往前看的長者，面對挫折稍作心情轉換後，積極思考該如何因應便繼續往前走，這不怕挫敗的精神，我牢記在心。」

郭呈欽副研究員則說：「過去做研究我們多半只專注在自己的領域，伍院長卻能從不同的角度探討問題，任何事情都追根究柢。此外對各個領域的歷史淵源他也都瞭如指掌。在科學研究上，他不會保守、不會先入為主，會先觀察分析數據，從中找到特別的點再深入追查。不管行政事務有多忙，他都撥空跟我們詳細討論，我真的深感佩服。」「伍院長擔任中研院生醫所所長時，我就想自告奮勇當他的學生卻沒有勇氣，後來有機會來到國衛院跟伍院長學習，總能感受到他真心的討論、真心的指導。當他知道我需要意見時，他會引導激勵，真正發自內心教導，讓我學會更嚴謹的思考，在我心裡他是一位有使命感、不自私，真正有德的長者。」

陳柏叡博士則是對於伍焜玉在科學上的熱情感佩在心，他說：「我記得有一次伍院長出國開會回來眼睛感染了病毒，有一隻眼睛用沙布包住了，只剩下一隻眼睛，但是他還是一直看學術論文並且一直跟我們討論，我真是欽佩。還有一次我們到日本參加國際研討會，中午休息時間本想到會場外參觀，沒想到院長打開電腦，抓出幾個研究數據，當場就與他跟另一位研究員開起小型的討論會，伍院長全心全意都在科學的研究，一點時間都不浪費，這種精神，真的值得年輕人學習。」

這一個好學不倦的典範，這一個熱愛科學的精神，這一個踏實嚴謹的態度，深深的烙印在院內研究人員的心中，讓人深切的感受做學問與研究所需的熱情與專業，在崇敬他傑出成就之餘更能觸動內心向上奮鬥的力量，從而帶動國家衛生研究院追求卓越的學術風氣，讓研究水準擠身台灣科學研究頂尖之林。

不畏困難　提升研究能量

雖然二〇〇六年伍焜玉才正式接任國家衛生研究院第三任院長，但是在一九八九年至一九九五年的籌備時期，他即是國家衛生研究院建院的籌備諮詢小組成員。一九九五年國家衛生研究院正式設立後至他上任前，他也一直擔任國家衛生研究院的諮詢委員，對於這一個辛苦創建的園地他早有所了解，也有著共同創見的革命情感與使命。

當伍焜玉決定放下美國的事業回到台灣之時，心中早有定見。多年來共同參與國內生物醫學研究機構籌設的經驗，他知道他的上任正是導引國家衛生研究院走向另一個階段發展的開始，帶著多年的國際經驗，伍焜玉展開心中宏大的抱負。

由於國家衛生研究院肩負以任務為導向的特別任務，對於原本以研究組所架構的研究單位，為了任務導向的考量以及伍焜玉著重以大團隊合作解決重要問題的策略，決定以跨越研究領域的方式提升研究單位的能量，他開始進行以研究所為組織架構的整併工作。

要打破單位藩籬進行合併整合是一件困難的事，他無懼於艱難的挑戰，迅速果斷地朝目標前進。二年內首先將原來的幹細胞研究中心、心血管研究中心和老年醫學研究組的分子生物醫學研究單位整合為細胞與系統醫學研究所。接著將生物統計與生物資訊組、衛生政策研發中心、精神與藥物濫用研究組及老年醫學研究組的臨床部分，統整為群體健康科學研究所。

要將數個不同的單位合而為一，光是單位名稱便讓人費盡思量，群體健康科學研究所在定名前，大家意見紛紜，如何為生物統計、衛生政策、精神醫學與老年醫學等不同領域的研究方向找到可融合的名稱，確實是不太容易。最後靈感來自一場國際學術研討會的論文，他們以「群體健康科學研究」為這四個領域的結合找到可涵蓋的名稱，從而發展成為國內第一個與群體健康切身相關的專業研究單位。「這中間熊昭所長扮演最重要角色。」伍焜玉這樣說。

而組織性質差異較大的疫苗研發中心與感染症研究組則是最艱鉅的

挑戰，在幾近水火不容的溝通中，經歷將近六年的時間，在他不屈不撓的折衝中，堅定地將影響我國感染症防治最重要也是國內最堅強的兩個感染防治研究單位結合在一起，組成感染症與疫苗研究所，為我國發展疫苗產業與感染症防治籌組陣容最堅強團隊。

將分散與單薄的研究團隊集中，不僅增進研究人員的合作互動、簡化行政流程、提升研究效能，更有助於配合國內緊急發生的重大醫藥衛生議題，研究所成立以來迭有佳績。塑化劑事件爆發時的緊急安全劑量說明及暴露族群的擴大追蹤，都在群體健康科學研究所的專業研究人才迅速集結成軍下完成任務，成功扮演國內醫療單位最高智庫的角色。細胞與系統醫學研究所則在國際最熱門的幹細胞研究與新陳代謝研究上不斷研發躍登國際舞台的新穎成果。

而感染症與疫苗研究所則自製完成腸病毒71型與H5N1禽流感疫苗，締造國人首度自製疫苗進入人體臨床試驗的佳績，同時完成與產業界的技術結盟，共同推動我國疫苗產業進入新的里程。

單位的重組與整合，自然會對某些同仁的職位與權利有所調整，同仁自我權利的捍衛是單位重整過程中必然要面對的艱難課題，伍焜玉淡淡地說：「過程中會有人來辦公室抗議，甚至拍桌，的確不太容易。」這中間必須花費許多的溝通與等待，但是不輕言放棄的持續努力，讓大部分的整併工作都在他任內成功地完成了。

國家衛生研究院從初創的十個研究組四個研究中心，到伍焜玉卸任前提升成六個研究所、二個研究組與四個研究中心，分別是癌症、細胞與系統醫學、生技與藥物、分子醫學、感染症與疫苗、群體健康科學等六個研究所與醫學工程、環境衛生與職業醫學等二個研究組，及奈米醫學、免疫醫學、國家環境毒物、神經與精神醫學等四個研究中心。伍焜玉的不屈不撓，成功地將國家衛生研究院以研究組為基礎轉換成以研究所為主要架構，帶動研究能量逐步向上攀升。

面對阻抗的堅持換得了伍焜玉對提升國衛院研究能量理想的實現。這不容易達到的目標，有著他對科學研究般的堅持，多年在國外領航跨領域團隊的優異經驗，他深諳這一條正確的道路，會在改變的紛擾過後看到明亮的曙光。

誠如前疾病管制局局長現任國家衛生研究院感染症與疫苗研究所特聘研究員蘇益仁所言：「將國衛院的研究組織重整為以研究所為主體的發展，使原本人力單薄的各研究組能整合人力及資源，這是十分不容易的決策，而他卻全力完成了。」

然而，更艱難的挑戰又接踵而至。世界經濟的疲軟造成政府財政日益困難，衛生署的科技預算成長有限，在新增計畫的壓縮下，二〇一〇年國家衛生研究院的研究經費大幅縮減，幅度高達百分之二十。不同於一般的大學或是研究機構有固定的人事及水電費用，國家衛生研究院的所有經費都來自研究計畫，在扣除掉行政費用後原本就已拮据的研究經費，遭受這樣大幅度的縮減，國衛院的研究發展面臨巨大的困境。

事情發生後伍焜玉立即裁示兩項措施，第一個是設法面見馬英九總統尋求解決之道，他說服國衛院諮詢委員錢煦院士、何潛院士、梁賡義院士及副院長何英剛院士一起前往總統府，當場獲得總統首肯隔年要回復預算。第二個則是捍衛研究經費，堅持所有研究人員的經費不打折扣，絕對不受影響。而短絀的部分，他則下令由行政部門節衣縮食，隨後裁撤了所有的外包人力及啟動水電儉省方案。

與伍焜玉院長一起並肩為經費向各方積極爭取的國家衛生研究院江宏哲主任秘書推崇地說：「雖然我國經濟環境日益艱困，衛生署的經費編列仍有困難。但是面對外在衝擊時，伍焜玉院長充分掌握住以科學研究為重的原則，並積極尋求解決之道，不抱怨的領航性格、設法解決困難的科學家精神，讓國衛院的衝擊減到最小。」「迅速果斷、默默努力」是身為幕僚的江主任秘書對伍焜玉領導風格的註解。

著重大方向思考，以科學的卓越發展為依歸，伍焜玉在推動國內生醫研發理想的堅持上，掌握重點準則後，對於困難的挑戰他欣然接受並且正向以對，猶如對自己生命的追求，堅持在核心價值上後便勇往直前奮鬥到底。國衛院的研究能量，在他的大刀闊斧及以科學研究為重的堅持中穩步地向上攀升。

結合國內外資源攀向高峰

在國際生物科技發展的競合中，資源有限的台灣該如何創造優勢，從資源豐沛的美國來到台灣，伍焜玉深知唯有結合研究資源，針對國人最重要的醫藥問題進行研發，才能開創擁有本土優勢的競爭力。深入了解台灣的重點發展方向後，他展開國內外資源的集結，要在院內外的整合中，讓台灣的生物科技發展攀向高峰。

成立國家癌症研究中心是他上任之後首要的課題。在國衛院的建院計畫中臨床醫院的建置很可惜地無法兌現，這對於需要收治病人進行人體試驗的癌症研究團隊有相當的衝擊，長年以來國衛院癌症研究所研究人員分散在台大醫院、台北榮民總醫院及三軍總醫院，為了提高團隊研究成效並提升南部癌症醫療服務與研究水準，他極力與台南的成功大學洽談，當時成功大學校長為有「台灣冠狀病毒之父」稱譽的中央研究院賴明詔院士，他同為國家衛生研究院重要的諮詢委員，與伍焜玉情誼甚篤，在伍焜玉的促成下，賴明詔熱烈的同意雙方的合作。

伍焜玉同時於院內說服國衛院癌症研究團隊從台北搬遷到台南，成功地於成大醫院設立國家癌症研究中心，成立以來在肝癌與胰臟癌等國人特有的癌症研究有卓越的成績，同時造福癌症醫療比北部少的南部病患。

而對於台灣飽受經濟發展所帶來的環境衛生問題，他則帶領國衛院環境衛生與職業醫學研究所與高雄醫學大學建置環境醫學頂尖研究中心，共同開設環境醫學博士學位學程，為台灣所屬的環境危害把關。

近年幹細胞生物學的發展日漸蓬勃，他特別與在腦神經內科研究有專長的台北醫學大學合作成立神經再生醫學中心。並以其帶領群體研究的經驗，領導本院與中央研究院及台大醫學院心血管與幹細胞領域研究人員共同申請獲得行政院科技顧問組幹細胞旗艦計畫研究經費，促成國內幹細胞的尖端研究。此外，還與國防醫學院成立多領域研究中心、與台灣大學合作成立轉譯醫學研究中心，並聯合台灣大學與藥廠設立亞太血液及腫瘤基礎和臨床研究教育中心。

在國際上則與美國加州大學聖地牙哥分校進行台灣致病性微生物之系統生物學研究計畫，與美國史丹佛大學進行亞太地區高血壓暨胰島素抗性遺傳基因研究計畫，與法國巴斯德研究所進行蛇毒血清研究計畫，並與衛生署疾病管制局、成功大學合作，共同前往越南合設病毒實驗室，進行腸病毒與EB病毒等合作研究計畫。

為了打開國衛院在國際生物醫學領域的知名度，二〇〇九年他爭取到國際細胞學會第一屆國際暑期研習營在台舉辦，國際細胞學會是世界上最大的細胞學會，專家匯聚。伍焜玉帶領國衛院分子基因醫學研究所以專業的課程設計，為來自世界四十多個國家的學員進行生動的暑期課程，獲得良好的回響。來自各國的讚譽也讓中央研究院興起爭取第二屆研習營的舉辦。

此外，身為國際前列腺素權威，伍焜玉於二〇〇九年開始召集國際論壇會議，他將目前國際上最熱門的研究領域包括發炎、新陳代謝與癌症等不同領域的國際專家齊聚在台灣，讓不同領域卻可以有相關聯結的醫學課題，藉由該領域頂尖學者的專業分享，探詢可以跨越領域的解決之道。近年來癌症的研究有越來越多的證據指向發炎的途徑，透過此一細胞新陳代謝的演變，引導科學界對癌症的研究有新的思維。

這樣一個深具前瞻的頂尖國際論壇，深獲各界讚揚，二天一夜不同領域的意見交流，讓來自各國的專家獲益良多，也讓國內學者有機會就近參與國際學術盛會。這是深具創意的國際科學整合，對於帶動跨國界跨領域的醫學研究有相當的啟發，從而帶動台灣在各個生物醫學科學研究領域有更多的創意延伸。

而由國衛院承辦多年的整合性醫藥衛生科技研究計畫，固定在每年八月舉辦成果發表會，來自全國各界申請到這項研究經費的優秀計畫多年來不斷累進高水準的研究成果。趁著每年參與這項計畫審查的四十餘位海外學者回國的機會，伍焜玉別出心裁地將每年一度的成果發表會改以主題式的國際學術研討會方式擴大辦理，不僅展現國家衛生研究院歷年支持的院內外研究成果，更增加學術研討的效益，參加學者踴躍。這項更名為國家衛生研究院生物醫學學術研討會的院外學術成果發表會，匯聚國內外生醫學界的佼佼者，是場難得的學術饗宴，舉辦至今已儼然成為每年夏天國內外生物醫學界的學術盛事。對於帶動台灣的學術發展有相當大的貢獻。

創造國際優勢需要專業的帶領，國衛院與國內生物醫藥界的結合，與國際生物科技界的接軌，都在伍焜玉前瞻的引領中帶動全面性的發展。在提升國衛院院內研究能量的同時，他更用心地推動我國整體生物科技國際化的發展，彭湃的熱血處處發散。

傑出研究成果累累綻放

默默踏實的努力，伍焜玉無論是追尋自我的人生或是為國家效力，都以其低調踏實的人生態度默默埋頭前進，猶如他每個清晨獨自在院區步道疾行，這條人生的道路他快速疾走，這條國家生物科技奠基的道路他快速耕耘，默默努力的身影最終散發的必是亮眼的光芒。

帶著國際的經驗大力整合國內外資源之外，伍焜玉以其參與美國社區性血管硬化流行病學研究計畫的經驗，提出運用大規模的社區流行病學調查研究進行國人日益重要的健康老化議題探討，根據此一提議，國衛院群體健康科學研究所從二〇〇八年開始，投入大批人力啟動高達五千人的台灣社區中老年健康調查。

這項調查總共結合全台七所醫院進行，包括苗栗弘大醫院、嘉義卦子醫院、楊梅怡仁醫院、彰化基督教醫院、花蓮門諾醫院、高雄阮綜合醫院及台北新光醫院，許多重要的議題正在進行，希望藉由在地的深入調查，對台灣年長者能活躍老化的公共衛生政策提供重要的科學實證基礎。這個台灣科學實證上最重要的公共衛生議題，對台灣日漸重要的老化問題將會是非常重要的論證基礎。「熊昭所長相當不容易，自己默默努力與各醫院交涉，完成台灣科學實證上最重要的公共衛生議題，對台灣日漸重要的老化問題將會是非常重要的論證基礎。」伍焜玉欣慰地說。

身兼醫師與科學家的經驗，讓伍焜玉在醫學研究上特別重視臨床的運用，回到台灣他積極推動轉譯醫學，這也是近年在歐美相當熱門的觀念，強調要將實驗室研究成果轉譯成臨床診斷、治療可用的結果。因而與國民健康局共同推動健康政策轉譯，選定台灣普及率極高的腎臟健康議題共同進行以科學實證為基礎的整合性防治策略，成效卓著。

而在國內日益嚴重的藥物成癮問題，國衛院由何英剛副院長所帶領的研究團隊，針對衛生署疾病管制局開辦的美沙冬替代療法及其他成癮藥物，進行針對國人體質有效治療的基礎與臨床研究，希望提出最佳的公衛政策建言。並於二〇一〇年開辦第一屆成癮次專科醫師臨床與研究訓練計畫，培養成癮醫學專業人才，將藥物成癮的療治導引上專業的道路。

投注在國內重大公共衛生議題之外，促進台灣生物科技產業的發展是國衛院肩負的重要使命。其中生技製藥扮演帶動國內尖端生物科技產業轉型的龍頭角色。生技製藥是一條需要國家長期支持的高科技研發，動輒十至十五年的研發歷程，除了需要對生藥產業有相當經驗，更需要時間與金錢的投資。國衛院擁有台灣生技製藥最傑出的研發團隊，在伍焜玉尊重專業、完全授權的支持中，二〇一二年國衛院生技與藥物研究所宣布成功締造第一個行政院促成生技成功案例。

這個由國衛院研究團隊自行研發並帶領國內六家製藥產業聯盟共同開發的糖尿病新藥，獲得台灣及美國藥物食品管理局通過執行第一期臨床試驗，開創國內產官學界第一個成功合作的案例。除了展現國家衛生研究院在新藥研發的實力已達國際水準，藉由國內藥廠的參與，也提升了國內整體生技製藥產業的競爭優勢，創立國內生技及新藥研發的新里程。伍焜玉讚譽生技與藥物研究所趙宇生所長：「他真的相當了不起，是國家不可多得的人才，帶領團隊完成這樣的任務居功厥偉。」

這項藥物其實並不是國衛院生技與藥物研究團隊第一個通過美國臨床試驗標準的研發案例，二〇一〇年另一個抗癌藥物也已順利進入人體臨床試驗，是我國第一個自行研發的小分子藥物在台進行臨床試驗的成果，在伍焜玉的開啟與促成下，這項藥物也與國內藥廠進行合作開發，對帶動本土新藥研發的能量，有相當大的影響。

此外，在基礎科學的研究領域，更是不斷有登上世界權威雜誌如《細胞（Cell）》、《美國科學月刊（PNSA）》、《自然遺傳（Nature Genetics）》等專業領域期刊的突破性成果。其中由伍焜玉從美國延攬回台擔任分子基因醫學研究所的王陸海所長領導的團隊，揭開了有如藍煙效應的腸道與其他器官之間免疫溝通的密碼，確認腸道健康與身體其他臟器健康密切相關的古老智慧。王陸海所長在二〇一〇年榮獲中央研究院院士，是國家衛生研究院首位由院內產生的院士，在何英剛副院長退休之後出任代理副院長襄助院務發展。

而由伍焜玉兼任所長的細胞與系統醫學研究所，在早衰細胞的老化機制上有突破性的進展，這一個跨國的亮眼成果發現了造成老化的關鍵因子，透過該機制的控制可以延長早衰小鼠壽命達二點五倍，這是繼美國國家人類基因研究所在二〇〇三年針對衰老問題提出重大發現後又一全新的突破，研究結果給予對抗老化的藥物研究提供了一個重要的分子標的，也給早衰病人的治療提供一線曙光。

此外，在國際幹細胞領域研究如火如荼的誘導式多功能幹細胞iPS（induced Pluripotent Stem Cells）研究也有新穎發現，此研究利用胎兒臍帶血管裡的人類臍靜脈內皮細胞，突破地發現僅需要利用二個非致癌性的基因，就可以將內皮細胞轉變成誘導式多功能幹細胞。這是國人在此一領域第一個傑出的成就，讓我國在誘導式多功能幹細胞的研究領域，得以與國際的幹細胞研究同步並行，有效開啟我國幹細胞研究的國際能見度。

在醫療與高科技工程結合的研究上，奈米醫學研究及醫學工程研究更在楊重熙主任及張恕組主任的帶領中，創造醫學影像與治療的嶄新技術。奈米醫學中心於二〇一二年發表一項不需使用具有放射性之前驅物即能製備具有放射性奈米金粒子之新發現，此一粒子可應用於體內進行放射治療，也可用於醫學影像以及追蹤生物體內的奈米金藥物載體，為核醫藥物研發與生產提供新的契機。醫學工程研究組則研發出可取代目前人工玻璃體，具商品化及市場潛力之可注射式水膠作為人工玻璃體之應用，獲得二〇〇九年第七屆國家新創獎之殊榮。其血管分子生物工程研究團隊對於血流力學如何調控動脈硬化症形成的研究成果，也榮獲世界知名雜誌刊登，成果榮耀國際。

同樣由伍焜玉自美國延攬回台擔任免疫醫學中心主任的譚澤華研究團隊，也領先全球首揭調控自體免疫疾病反應的重要機制，藉此關鍵因子將開發治療用之標靶藥物，為未來在治療自體免疫疾病、癌症及肥胖引起的相關疾病，提供了一種深具潛力的藥物發展新方向。

而感染症與疫苗研究所，利用猴腎細胞研發腸病毒71型疫苗，於二〇一〇年底通過衛生署食品藥物管理局第一期臨床人體試驗許可，由台北榮民總醫院及台大醫院醫學中心進行第一期臨床試驗，此疫苗目前已技術轉移生技公司，是國內疫苗產業的重大進展。呼吸道融合病毒疫苗研究計畫，則經由生策會結合具有新藥開發經驗的生物科技公司簽署產學合作意向書，一起合作疫苗製造與製程開發，為疫苗研發及生技產業注入更多動能。

國衛院最早成立的癌症研究所，在所長彭汪嘉康院士退休後，由參與第一屆腫瘤專科醫師訓練有成的張俊彥醫師接任所長，研究團隊在台灣癌症臨床研究合作組織年會上發表十四個基因標誌檢測胰臟癌的創新方法，此一嶄新的分子指標不但能提供個人化癌症治療的極大幫助，同時也可輔助胰臟癌治療流程的合理化設計。藉此成果將可開發出分子診斷工具以便有效地預測胰臟癌病人的預後情形，目前已發展為六個基因分子標誌的檢測方法，是胰臟癌患者的一大福音。

由群體健康科學研究所熊昭所長帶領台灣團隊與美國國家衛生研究院合作長達十年發現的亞洲不吸菸女性肺癌易感基因位點，則為女性不吸菸肺癌找到突破性的防治契機。

伍焜玉自己則帶隊攻克十年困境，找到人類自體抗癌細胞護衛因子5-MTP。這些發現都是領先全球、對人類醫學研究貢獻至鉅的卓越成果。

難能可貴的是，在經費日益困窘的情況下，國衛院自伍焜玉上任六年後的論文發表增加近八成，人員進用也成長一成。而院內研究人員屢屢創新的傑出表現更獲得無數榮耀，包括五位國科會傑出成就獎、四位吳大猷先生紀念獎、二位永信李天德醫藥基金獎、二位中央研究院年輕學者獎、二位吳健雄基金會傑出女科學家獎及一位十大傑出女青年獎。專利的申請與技術轉移也有大幅度的成長。

伍焜玉傑出的領導，不僅帶領國衛院院內不斷綻放頂尖的研究成果，達成護衛國人健康與擔任國家智庫的使命，對於人才的培養更在他全面用心的播撒中看到成長與茁壯的喜悅，生技產業的發展正一步步邁向嶄新里程。伍焜玉的人生里程，也在他回國投效的宏願中再一次的展現耀人的光采。

臨危受命化解國家急難

解決國家緊急重大醫藥衛生問題是國家衛生研究院肩負的重任。當急難問題發生，放下進行中的工作立即投入國家交託的任務，是國家衛生研究人員令人敬佩之處。追溯自一九九八年國內腸病毒疫情首次發生時，時任感染症研究組組主任的何曼德院士，立即結合不同學術研究與醫療機構，確認腸病毒71型病原，對疫情之掌控與遏止，功不可沒。

二〇〇三年台灣經歷SARS流行的肆虐，國家衛生研究院生物技術與藥物研究組隨即與國防大學預防醫學研究所及台灣動物科技研究所等共同組成抗SARS藥物研發團隊，為爭取時效研究團隊鎖定老藥新用方向，從臨床用藥化合物庫中快速找到對抗病毒複製的老藥。四十多位受過感染症專科醫師訓練的醫師也迅速投入防治疫情的最前線。

二〇〇五年禽流感疫情威脅緊迫之際，國家衛生研究院再度臨危受命，由當時的臨床研究組蘇益仁組主任、疫苗研發中心莊再成主任、生物技術與藥物研究組趙宇生組主任、副研究員夏克山及其研究團隊，分別在國家因應策略、疫苗研發及克流感藥物製造上進行緊急任務。夏克山研究團隊超乎意料地於十八天內成功完成克流感藥物製程演練，不僅穩定社會民心，更促使羅氏藥廠提早售予我國防疫所需的克流感，化解國家緊急危難。

感染症的危害儼然成為本世紀威脅人類健康最重大的課題之一。國家衛生研究院維護國人健康不遺餘力，隨時扮演國家衛生防疫的有力後盾。然而人類的生存在與自然界的對抗之外，近年更飽受黑心商品的毒害，三聚氰胺、塑化劑等駭人事件層出不窮，人為的破壞，成為國家衛生防疫的新興課題。

二〇一一年五月二十三日下午，衛生署食品藥物管理局召開記者會說明查獲昱伸香料公司負責人賴俊傑販售含有DEHP塑化劑的起雲劑。由於被披露使用塑化劑的運動飲料為聲譽良好的知名品牌，使用人口眾多，一時之間民眾陷入恐慌，各類專家提出對健康嚴重傷害的各種警告。眾說紛紜中業者卻不承認錯誤，甚而引用數據強烈反駁。

媒體日夜報導，政府衛生管理受到質疑，人心惶惶不安。為了安定民心，伍焜玉立即召集院內環境衛生與職業醫學研究組及群體健康科學研究所，期望以科學證據探究塑化劑對人體健康的風險，以期幫助民眾化解疑惑。

五月二十七日下午，伍焜玉率領國家衛生研究院研究團隊於台北召開記者會，根據美國所做每日總攝取量管制值推估該飲料國人每日安全攝取值。記者會現場媒體滿座，這與民眾生活息息相關的課題，在記者臉上感受到強烈的憂慮。數據是化解問題最好的工具，研究團隊在記者會上提出不同攝取量的可能危害風險，讓民眾的疑惑有可依循的解讀標準。對於不安的民心確有安定作用。

記者會中除了科學數據的提出，向來行事作風低調、很少在媒體公開談話的伍焜玉，卻一反往常，以國家衛生研究院院長的高度痛斥業者。對著眾多媒體，伍焜玉厲聲說道：「我怎麼也想不到會有人將可能致癌的化學物質添加到飲料食品中，就只為了賺錢。如此行徑實在可惡、可恨，不可原諒，根本就沒有良心。」他痛陳：「翻遍醫學相關文獻及研究，這是人類有史以來，第一次出現如此大規模的塑化劑污染食品事件，受牽連的人數及廠商之多，實在讓人痛心。」這是伍焜玉直言性格的表現，在社會的紛擾中挺身扮演中流砥柱的角色，為社會撥亂反正。六月十四日，塑毒禍首賴俊傑遭到起訴，求處重刑，面對媒體，他首度承認錯誤並對社會道歉。

在社會高度關注中，塑化劑的危害被一層層揭露，除了運動飲料之外，糕點、果汁、果凍、優格粉末甚至益生菌等健康食品都有非常高劑量的塑化劑添加，塑化劑對人體內分泌干擾的傷害對成長中的幼童及青少年危害最大，尤其是對生殖器可能的危害更讓許多父母憂心忡忡。

為了解這個民眾迫切關心的議題，伍焜玉立即邀集院內外學者進行大型問卷設計，希望藉由高風險族群之篩選以利後續進行長期追蹤研究。由於塑化劑等環境荷爾蒙之危害，涉及的層面非常廣泛，需要組成跨領域之研究合作團隊，包括台灣大學、陽明大學、成功大學、中國醫藥大學、中山醫藥大學、高雄醫藥大學、高雄榮總、長庚等機構的環境毒物專家及國民健康局、食品藥物管理局都共同參與此一問題的研討。

二〇一二年「國家環境毒物中心」於國家衛生研究院成立。將以國家級的位階進行塑化劑等環境毒物的追蹤調查，不僅有利於國內各學界的合作，也表示政府對這個問題的重視與長期關懷的決心。

國家緊急的衛生議題需要研究菁英發揮高度專業戮力以赴，社會偏差的價值紛擾需要意見領袖扮演社會中堅全力捍衛，國衛院不負社會期望，在國家公共衛生急難中迅速成軍，化解問題，領導者的高度扮演最重要的關鍵。伍焜玉深藏心中的基督信仰，讓他在關鍵時刻，一反沉默強力出擊，帶領國家衛生研究院捍衛國人健康，在醫藥頂尖專業之外，發揮高度的社會關懷，剛正的價值觀足為效法。

放下美國的事業，伍焜玉回台貢獻不遺餘力，無論在尖端生物醫學研究的奠基、國家醫藥衛生政策的引領、尖端生技人才的培育、生物科技產業的扶植，甚至是社會風氣的端正，都有他戮力的身影，影響我國醫藥衛生發展最重要的兩個國家單位中央研究院生物醫學科學研究所及國家衛生研究院，在初建完成的時刻，都有他專業的國際經驗及剛毅魄力擘劃的發展藍圖。

風雨走廊中的愛

改革需要膽識，更需要愛。

伍焜玉在國家衛生研究院的諸多改革與建樹，並不總能一帆風順，在他的每一個重大措施之中，免不了許多反彈聲浪。諸多的困難並沒有阻卻伍焜玉對國家衛生研究院的改革措施，他本著一位父親的愛，自己承受諸般誤解的力行變革。

猶如國家衛生研究院的風雨走廊，多風的竹南在寒冷的冬天，常讓住在宿舍的同仁，在一百公尺的路程中經歷全身濕透的狂風吹襲，行政單位在伍焜玉提議改善下規劃了加蓋的長廊。

對於充滿自然生態的國家衛生研究院院區，伍焜玉堅決不讓這巨龍般的人工長廊破壞整體的美感，經過多年的研議，他找來植物專家，以密集間距的方式種植綠樹，希望以整體合一、風格獨特的美為國家衛生研究院的同仁遮風避雨。他真切的愛在每個決策中默默地落實，即使是最微小的一段路程，他都用心關切，在每個不被了解的背後，完成對國家衛生研究院最長遠的建設。

六年來，每一個清晨，伍焜玉風雨無阻地在院區中獨步漫行，欣賞院區的美、也多方留意各種缺失，如何創造風格獨特的景觀，為國衛院留下有如台大校園椰林大道般百年的美，經常在他內心盤桓。這樣的意念正像他推動院內改革與建設一般，如何帶領國衛院在研究上扎下厚實的基礎，維持長久的創新動能，也在他獨步漫行的思慮中屢屢縈繞、步步落實。

一棵幼苗的生長，在辛苦扎根之後，需要專業的扶植才能向上生長成繁花茂密的大樹，這過程除了養分的澆灌也須堅定向上的牽引。初期的栽培需要長遠的眼光、用心的裁剪、細心的灌溉並且耐心的等待，這是用心付出卻不一定能即刻看見成效的過程，踏實貢獻家鄉的一分心意，伍焜玉不為名利，全心只為我國生物醫學科學扎下深厚的根基，在國家財政日益縮減的不利環境中，集中研究資源讓研究成果達到最高的水準，心念所繫不在自己，只在人群。生命的每一刻都有熱情的付出，這份深義是生命意義的最佳見證。

愛的投注在台灣的每個角落，今日台灣的各項建設，都有歸國學人用心投注的熱情付出，身在台灣的人們，更當努力起而效法，懷抱謙虛感恩之心，接續為前輩辛苦打造的園地用心耕耘，讓薪火相傳的重擔，在台灣年輕一輩的肩膀上，完成更輝煌的使命。

二〇一二年八月，年屆七十歲的伍焜玉屆齡退下國衛院院長沉重的行政職務，也在這個月，由他帶領的國衛院研究團隊，找到了翻轉人類癌症治療的自體抗癌基因細胞護衛因子5-MTP，這個人類科學史上的重大發現，將讓駭人聽聞的癌症治療開啟另一段令人期待的自體治療新里程，對人類癌症的研究貢獻至鉅。

這個里程，有著伍焜玉十年永不放棄的堅毅追求，為了人類的福祉，再多的困難他永不放棄。而七十年的生命里程，伍焜玉一本踏實追求生命核心價值的初衷，在為人群謀求福祉的奮鬥中，成就自己生命輝煌的一頁。七十年是一個逗點，卸下繁忙的行政職務，他受邀成為清華大學的講座教授，繼續投身熱愛的醫學研究，用盡自己的所學追求科學的再突破，以造福更多的人群。同時他更找回寫作的興趣，用心將寶貴的經驗書寫成一本本的科普書籍，繼《血液的奧秘：你必須知道的血液知識》、《天然的神奇靈藥：阿司匹靈的故事》兩本書後，更對大眾關切的身體免疫進行第三本書的撰寫，期望藉著將深奧的知識轉化成有趣的簡易故事以嘉惠國人，特別是年輕學子，為播撒科學的種子再盡一份心。

退休Retire這個字，似乎是要人換一個新的輪胎繼續跑，伍焜玉卻自信滿滿地說：「輪胎依然是舊的，但是我相信我仍然可以快速前進，繼續為夢想馳騁。」

卸下國家衛生研究院院長的重擔，伍焜玉終於可以回美國與兒孫歡度長達六年都沒能一起共度的聖誕佳節，回首這些年的每個中外佳節，他都與太太兩人在竹南渡過，在每個太太極度思念兒孫的年節中，全心全意地守護國家衛生研究院。放下重擔之後雖然有著臨別的不捨，但看到國家衛生研究院的成長，看到太太終能擁抱兒孫的高興面容，他揚起滿意的笑容。生命的飛揚，有努力的刻痕；生命的雋永，有愛的擁抱。

第六篇

生命科學家的領悟

若是生命有一種使命，
那是為廣大的人群付出。
若是生命有一種真義，
那是為更高的價值努力。
在基因專長中，
盡情揮灑。

找到自己基因裡的專長

生命科學就是在探索生命的奧妙，生命的起始來自何方這樣龐大的問題似難找到真正探詢的軌跡，然而呈現在你我眼前的生物多樣性，卻真實又美妙地運作著。

身為世界頂尖的血液專家，伍焜玉迷戀於血液循環的微妙，血管從動脈、靜脈到肺部一直循環下去，都在一個封閉的系統下，沒有任何血液被浪費，每一分鐘就有五公升的血液在身體裡繞行，這麼精密的設計，令他佩服。

再以新陳代謝來觀察，在這個細胞細微的運作中，真的藏著很大的奧妙，基因、蛋白質、新陳代謝複雜難解，整個人就是一個神奇的小宇宙，每一個分子機制、新陳代謝都配合得非常好，運作得恰如其分。造物的偉大令人敬佩。

伍焜玉認為科學只是在發現已創造出來的東西，真正偉大的是造物者。這樣的信念讓人謙卑，對於個人的成就也不敢居功，因為人生許多答案都藏在生命起始的基因裡。

就像讀書這件事，伍焜玉的一生離不開愛讀書，這是一種天生的動力，如果不是基因暗藏這個特質，他不知道他為什麼這樣愛讀書。

基因的運作，造就不同類型的人，有人喜歡文學、有人喜歡科學、有人擅長領導、有人精於設計，人的所長既然不同，這個社會就應該有更具彈性的管道來培育人才。

若以此一論點來觀看教育制度，可以明瞭在培養通才的教育體制下，要給有特殊專才的人一條不一樣的升學管道。前文中海地那位喜愛古典文學而進耶魯大學就讀的小孩若以他中學的在校成績，是無法申請到耶魯大學這樣頂尖學府的。但是他在學習希臘文的特長，卻超越群倫。

只是要如何發掘這樣一群專才，即使在有著公平競爭制度的美國社會也不一定容易做到。在美國的升學制度中，學生必須通過SAT考試，類似國內的基本學力測驗，同時在校成績、課外活動、領導能力、老師評薦、面試等也在評量之列，競爭非常激烈，也很公平。

在這樣的多元評量方式下，仍然會產生優勢家庭出生的小孩比較有機會學習各種才藝的現象。在美國就有特別針對相對弱勢的黑人或是黃種人設計的升學方式，國內現在推動的繁星計畫也就是這樣的精神，可以讓弱勢家庭出生的學生也有可以競爭的升學機會。

越是多元的升學方式，也許才能讓潛藏在人體內特殊的基因有表現的機會。也才能讓不同的專才發揮所長。每個人都應該努力去發掘自己的基因密碼。

基因之中藏有多少生命的密碼還有待科學家發掘，社會之中藏有多少特殊專才還有待多元方式來探詢，開闊不受限的思考才能讓人通透生命的答案，學會尊重所有生命的價值。

而發覺自己生命的密碼則有待每個人用心思考。伍焜玉特殊的基因密碼，表現在他化學的專長裡。他雖然不能在大學時期依照自己的專長專攻化學，但是掌握住自己的特長，總能在不同領域以不同方式發揮，這也是他始終能在臨床醫學的研究上快樂前進的原因，所以努力尋找自己有興趣的專長是成功人生最重要的開端，不要隨波逐流，摒棄單一的價值觀，才是生物多樣性存在的目的。

享受每天小小的發現

在人生奮鬥的歷程中找到專長與興趣固然重要，但是心態的調整也至為關鍵。以科學研究這條路來說，一個人一生最多四十年的研究生涯中，能找到的大發現是有限的，但是每天在實驗室中卻都有不同的驚奇，無論實驗是成功或是失敗，都是新的發現。享受這每天不一樣的發現，就能擁有很多的快樂。

伍焜玉認為：「鑽研在科學的世界，最重要的心態就是希望尋求新的發現與突破以解決問題，而不是為了升等為教授而努力。」這樣的心態是做科學研究最重要的支持力，如果研究成果對人類社會有幫助時，那種滿足更是無法用物質來衡量的。

以現代社會的價值取向，科學研究的實驗室生涯也許寂寞單調，在物質上的回報也不若商業的代價。然而伍焜玉認為科學研究成果所帶來的心裡的喜悅滿足與外在的尊崇認可，是相當豐盛的，值得一個人用心追求。

但是科學研究這一條路在取得大發現前，要熬過二十四小時都獨自在實驗室奮鬥的歷程，必須學會用正面歡喜的心態面對，才能陪伴你度過最初的煎熬。

這條科學的路其實不是大家想像的盡是在實驗室中度過。整個科學成功的歷程，在研究有所突破後，若能督促自己讓成果登上知名的國際期刊，接踵而至的就會有許多學術演講及學術會議的邀約。這樣的邀約形同是在該領域的專家面前對一個人研究努力的喝采，實驗室的辛苦都化為光彩的喜悅。而這些邀約可能來自不同地區、不同國家，忙碌的研究生涯會變得廣闊。

當學術成就再提升後，期刊編輯、學術審查等重要的工作會等待你的參與，這也是跟許多專業權威一同學習的重要歷程。對打開一個人的生命視野非常有幫助。更多的參與，人生也就開闊起來。

而各種獎項、榮耀的禮遇也會在這科學成就的道路相伴而至。這樣的道路並不需要刻意去追求，而是科學研究自然會有的體驗。

每個行業也都有不同的艱辛與成就，在看似最困難與枯燥的職業生涯中，只要持續默默努力，沿途一定有意想不到的美麗風光。

但是，在美麗風光來臨前，你需要安享每天小小的快樂，不管是成功或者失敗，正向的堅持才能帶領你走向嚮往的人生。

伍焜玉形容：「閒聊時同事都說科學研究是世界上最好的路，是領薪水來做自己喜歡做的事。」從人生的角度來看，大部分的人工作是為了有能力生活，然後用賺來的錢建造生活，但是有些人不一樣，例如專業的藝術家、科學家，他們找到自己專長與志趣所在並堅持下去，工作即是生活，樂趣自然在其中。

成功的人生，最重要的是要知道自己基因裡的專長，然後堅持與努力。起初的路一定是難走的，積極正向努力突破困難就能找到讓自己盡情揮灑的生命舞台。

醫療與研究的衝突轉換

影響一個人成功的因素有很多，某些重要的領悟卻是推升成功的有力助手。伍焜玉從事的臨床醫療與科學研究這兩者之間其實是不同面向，有許多衝突的，若不能調整心態與認知，就很難有新的突破。伍焜玉在臨床醫學研究能有突出表現，他指出在耶魯醫學院時一項重要的領悟，讓他能跨越障礙，這是他到耶魯留學的重要收獲。

當年耶魯大學微生物與免疫系的老師陣容相當堅強，包括一位諾貝爾獎得主與兩位國家科學院的院士。在大師的導引及他們專業的態度中，伍焜玉慢慢摸索出該如何轉換心態化解臨床醫療與科學研究衝突的方法。

伍焜玉指出科學研究是對未知的東西想辦法去探討、去突破，但是醫生卻只能將已知的、確定安全的訊息綜合了解後再應用到病人身上，這兩個正好相反。要同時專精這兩個領域，心態就必須轉換，這是一門非常大的學問，如果醫師不了解這一點，要做研究會有困難。

他進一步解釋，醫生通常習慣用已知的方法來處理事情，這是謹慎確實的態度，畢竟醫師面對的是一個人的生命安全，不能冒險。但是這也讓醫生在進行研究設計時，對於未知的假設常質疑其可能性，許多醫生常喜歡說「這怎麼有可能」，這種態度當然沒辦法發現新東西。科學實驗就是在發現未知，如果對於未知都存疑，只採納已經被證實的事情，就沒有做研究的必要，所以必須對未知懷抱希望。

另一方面，如果醫生以還在進行、還沒有經過最後確認的科學實驗結果用在病患身上，那也會發生許多倫理的問題。科學研究在具體驗證安全無虞的過程非常嚴謹，有些雖然是已進行多年的研究，但是不到最後關頭，都隨時有意想不到的危險因素產生，大膽冒進將病人當作試驗品會衍生巨大傷害，所以行醫的過程一定要在已知的範疇裡進行，不能跨越。

因此若要打個簡單的比方形容兩者的關係，可以說醫生是要在一定的盒子裡進行醫療，而科學家就要跳到盒子外去探究，這樣才能發現新知識，這是臨床科學家有別於一般研究人員最重要的認知。

有時人生在一個關鍵點上就需要一些頓悟，一個態度小小的改變，對整個生命卻會有非常大的影響。這些領悟需要靠廣泛的學習及師長先進的引領，不停滯於現狀的勇於追求，尤其是卓越的追求，人生會有更多發現、更多體會。

期待大中華地區科學提升

卓越的追求很重要的是讓自己躍上國際舞台。伍焜玉認為台灣的科學界在這方面已經作得相當不錯，但是畢竟台灣本身學術規模太小，科學家在台灣能擁有榮耀認可的舞台非常有限。美國基本上就是一個國際化的大國，所以科學上專業認可的道路就已足夠卓越與精彩。

最近中國的科學發展有相當大的進步，期待大中華區的科學專業評鑑，或許是一個可以期待的方向。目前中國的科學實力越來越強，但是制度的規畫尚未完善，許多評比的標準並不客觀，參雜有人為的因素在裡面，這在歐美社會是不會發生的。通常人際關係在美國是重要的，但是人際關係絕不會用來做為取得個人利益的管道。如何讓科學的客觀評鑑標準落實在制度裡，這對華人世界的科學進展是絕對的關鍵因素，因為不公平的標準會打擊真正努力及有實力的人，他點出其利害關係。

伍焜玉同時指出，華人世界還有一個通病需要改善，就是崇洋。

他記得多年前美國有一個機構邀請他帶領一團癌症專科醫師到中國，目的是觀察如何結合中西醫來治療癌症。當時同行的都是體型高大的西方人，在他們抵達上海時，來接機的人竟把身為團長的他當成跟班，要他幫忙整理外國人的行李，其實這些西方人有些是他的研究生，但在中國人眼裡，自然是比較看重西方人，這種內在的勢利現象很普遍，中國的社會要提升更多的自信心，不要一味崇洋。

而那次的中國之行，主要的觀察重點在針灸的治療，美國人對針灸的研究興趣越來越高，由於癌症病患常會疼痛，很多病人必須使用高劑量嗎啡來止痛，他們因此想為病患尋找止痛的替代方法，針灸似乎是一個可行的方式。行程安排到北京廣安門醫院參觀，這是一家很大的中西醫院，醫院使用西方的化療做癌症治療，再用傳統中醫來減輕病患化療的副作用，效果不錯。伍焜玉相信類似這樣的中西醫互相輔助的治療方式是醫學界應該努力的方向，值得借鏡。

幾天後他們又參觀了位於西安鄉下一家非常傳統的中醫診所，診所雖小，等候的病患卻是人山人海。原來這間診所第一代的祖父發明了治療小孩下痢的秘方，遠至甘肅的病患也不遠千里來看病。然而這一代看診的人已經不是中醫師，他們只是提供藥給病患，卻仍然吸引很多人前來。這在中國社會是被接受的醫療模式。可惜的是他們沒有要把秘方專利化的觀念，如果能申請專利，然後擴大推廣，不僅嘉惠更多人，還可以賺大錢，專利的概念在中國有待推廣。

此外衛生的管理也是重點，他記得當時同行的一位外國醫師因為手臂不太舒服，與起在那邊接受針灸治療的念頭，但是跟北京廣安門醫院比起來，西安這邊的醫院看起來衛生不夠，針頭有生鏽現象，讓他覺得非常擔心。若能改善，中醫的醫療當能獲得更多的認同。

經過這一次的參觀，伍焜玉對中醫有更多的了解，他相信中醫要科學化絕對不是拿中藥去做科學研究，而是要促進中醫與西醫間的互補，這在將來是一定能達到的目標，由於世界上使用藥草的人口很多，在未來的醫學研究會是很重要的課題。

期待中國能在傳統醫學與科學研究上都能與國際接軌，並創建一套華人社會的客觀評鑑標準，以帶動更多優秀的年輕學子走上與西方社會相同的評比與榮耀之路，推動更多突破優異的科學成就。

科學研究的道路，有其不可磨滅的價值，也有炫麗多彩的尊榮禮遇，耐得住寂寞，經得起挫折，享有的回報不是其它成就可比擬。期待大中華地區科學提升之餘，也期待國內更多莘莘學子開懷擁抱科學研究的生涯。

最慢其實才是最快

回想自己年輕時能夠刻苦耐勞，堅忍不屈，伍焜玉認為社會風氣的影響也是很大的因素。那個時候台灣剛光復大家都窮，之前又被日本統治壓迫，人人都很安分守己。他當時雖然是借錢出國，物質條件很貧乏，但是在堅持的路上卻從來沒有被開業當醫生的富裕條件所吸引，也沒有想過生活條件該如何，朝目標前進是唯一的理念。他感嘆台灣三十年來變化太快，社會風氣已不若當時單純，價值觀也產生巨變，整個大環境的建設更讓人找不到歸屬感，這會影響人的決心。

誠如美國經濟大蕭條時代出生的人，在後來的追蹤發現成就都比較高，但是美國社會的變化是漸進式的，整個社會的核心價值依然很穩定，努力工作、誠實、守規矩、做好公民等理念深植人心，他們絕不會去走捷徑來完成理想。

在他剛離開台灣時，台灣社會雖然窮，但是社會有安寧。現在回來，感覺很多人都想走捷徑。其實真正要成功必須了解按部就班反而快的道理。英國作家查爾斯・狄更斯在《雙城記》書中第一句話所說的：「那是最美好的時代，也是最壞的時代。」伍焜玉認為現在社會雖然比以前繁榮，卻深藏隱憂。在三十多年前看似最貧窮、最沒有前途的年代，反而培育了刻苦耐勞誠實純樸的最好人格特質，讓他的人生能夠度過各種挫折朝目標前進，創造傑出的成就。他感嘆這句話所反映的現代社會樣貌。

時代總是不斷變遷，貧窮可以走向繁榮，繁榮也會突然逆轉。社會的制度也不斷在改變，由封閉走向開放，或由開放再驅向保守。變動的時候總讓人感到茫然。其實在年輕時，伍焜玉也無法預知世界經濟的榮景、也沒有想到令人不安的白色恐怖會在台灣退去。在最壞的時候讓人思考的不是如何尋找最具經濟潛能的未來，而是讓人思考生命的真義，思考快樂的本質。

這樣的思考，在經濟高度發達的近代社會，的確值得我們停下腳步檢視自己的生活，在一切往錢看的時代，生命失去的是甚麼。在變動的不安中，你需要尋找的又是甚麼。

作為生命科學家，伍焜玉在讚嘆人體有如小宇宙之精密的同時，也不免為我們大環境遭到破壞而日漸影響小宇宙的正常運作感到憂心。現在人類的許多疾病大都來自環境的破壞跟汙染，從空氣汙染、水汙染到食品汙染，不但汙染的種類及來源繁多，其中有害的化學及微生物汙染更是多的數不清，更可怕的是人心遭受汙染，為了賺錢不擇手段，矇起眼睛不顧別人安危，導致整個地球的破壞已經到達威脅人類生存的地步，這是大家該認真思考的問題。

究竟生存的核心價值該是甚麼，如果你也能像史懷哲一樣，為了解除非洲人的病痛，年近四十重新習醫，深入蠻荒為人服務，那麼你也會擁有月色下與感恩你的朋友一同聆聽管風琴，在荒原小屋中洋溢的夜，你也會因為解除許多人的痛苦而感到生命的可貴。

如果你也像伍焜玉一般，立志從事醫學研究，為解除人類醫學難題而努力。你也會有堅毅不怕挫敗的鬥志，也會有安於貧困卻努力不懈的自在，或者擁有如他一般多彩的人生。

社會需要新的價值，人心需要新的洗滌，不投機、不取巧，踏實地慢慢走，你嚮往的人生才能快速地擁有真正的快樂。

當醫生是一種使命

科學研究的價值可讓自己的生命滿溢同時嘉惠許多人，別具意義。但是在伍焜玉生命中還有更令他感到別具真義的悸動，那便是成功地以正確的診斷救活病人的生命。

他例舉一則多年前行醫的故事。那是一個下著細雨的寒冷午夜，他在睡夢中被電話吵醒，當時醫院急診室送來一位昏迷不醒的年輕人，他急忙開車前往醫院與住院醫師一起去看這位年輕病患，初步檢驗結果病患沒有明顯的病徵，只有一點貧血及血小板減少。這樣微少的症狀很難判斷病因，大家束手無策之際，他觀察到這位年輕病患的皮膚有一些紅色斑點，他立刻到檢驗室找到檢驗病患血液的玻璃片，在顯微鏡下觀察紅血球的形狀，結果看到有許多的紅血球已經破裂。

伍焜玉思索他曾研讀的醫學報告，立刻了解到這是一種罕見的貧血症，通常會發生在健康的年輕人身上，病人會有血球破裂、貧血與血小板減少的情況，發病都在突然之間，然後隨著病情惡化，很快地出現精神錯亂，最後失去意識，若不能得到正確的診斷，一個月內便會死亡。

這個病在早期誤診的情形相當多，在一九二五年時首次有美國的醫師將發現的案例發表在醫學期刊，經過四十年後血液專家綜合三百個案例，發現這類病人的血液中都有破裂的紅血球。到了一九七〇年代左右醫生於是能較正確地診斷出來，但是治療方法卻一無所知，大家都只能眼睜睜地看著罹病的年輕生命消失。直到一九八〇年後血漿的治療開始流行，醫師嘗試釋放病人血漿並補充正常人的血漿後才得到顯著的療效。

當天晚上，伍焜玉立即請醫護人員為病人做全身血漿交換，之後每天進行一次。結果第二天這個年輕人昏迷狀況明顯好轉，第三天逐漸甦醒，一星期後完全康復，然後快樂地出院。這位年輕人非常英俊健康、談吐斯文，他自己始終不知道當時如果沒有得到正確的治療，他年輕的生命將會消失。

「能以這麼簡單的療法，救活年輕人的生命，再也沒有比這種經驗更令人興奮的事，一切的煩惱都趕走了。」伍焜玉開懷地說。也許外科醫師幫病人緊急手術會得到病人的感謝，內科的診斷與治療卻不一定能讓病人知道正確診斷的重大意義，但是對於伍焜玉而言，這種過程不需要病人感謝，內心卻覺得無比欣慰與鼓舞，所有努力與辛苦都有了代價。

醫生的工作不是以金錢做為回報，伍焜玉指出以醫生作為職業來賺錢是最苦的事，因為投入的時間與精神太多了。為病患解除痛苦才是做醫生真正的回報。「所以當醫生是一種使命，不當使命的人不要讀醫學院。台灣有許多相當有使命感的好醫生，不計較時間、不計較辛苦，這是非常好的現象。」伍焜玉非常認真地認為醫生這個職業是相當受人尊敬的行業，不能僅以金錢做衡量的標準。

他認為醫生有受尊敬的理由，因為人的生命在他手裡，一個好的醫生確實可以造福社會。世界上最開始將醫生地位提高的是德國，而後再傳往英、美、日等國，台灣因曾受日本統治，醫生在社會上的地位也相當高。但是中國大陸對醫生就非常地不尊重，也造成更多的問題。

台灣目前因為制度問題，許多醫生一天要看上百個病人，每個病人的問診時間有限，要維持良好的醫病關係自然是非常困難，這不是醫生所願，讓人感到遺憾。而從醫卻選擇醫療美容、牙科、眼科的人越來越多，也讓醫療的意義產生偏差。台灣年輕人的價值觀與教育應有更開闊的生命意義，不能僅有金錢取向。

因為不計較金錢，因為不以追逐金錢為目標，伍焜玉沒有想到的是，他升上教授以後的報酬竟然不輸美國的開業醫師，「上帝要給你的，你最後都會得到。」伍焜玉淡淡地說。功利瀰漫的現代社會，也許該回頭審視，讓年輕人再次為更高的生命價值而努力。

第七篇

讓夢想乘著基因的翅膀高飛

若是生命有一種悸動，
那是勇敢築夢努力追尋。
若是生命有一種飛翔，
那是邁開腳步勇往直前。
在踏實堅忍中，
綻放輝煌。

勇敢地讓夢想起飛

生命這件事常常讓人覺得深奧難解。伍焜玉的生命故事為我們指出一條綻放光芒的人生大道。不以抱怨面對問題、默默努力、確立志向、踏實苦幹、失敗再站起來、不顧一切勇往直前，終而實踐他貢獻人群的志業，並擁有備受尊崇的禮遇與讓人艷羨的精彩人生。

綻放精彩是多數人對生命共同的期待，伍焜玉說：「這需要夢的導引。」追尋夢想是人生能堅毅向前的最大動力。但是夢這個字的意思不容易說清楚。踏實的夢叫做志向或是願望，重要的是它必須建立在關懷生命之上。

不以金錢為追逐的目標，而為服務人群的理想奮鬥，是伍焜玉的生命故事可以輝煌多彩的原因。然而許多人或者失去對夢想的追逐，或者誤認夢想的定義，將眼前短暫、不切實際的歡樂當作人生熱情追逐的夢想，這是對夢想錯誤的認知。

伍焜玉認為懷著為人貢獻的心會有很大的動力驅使人向前，雖然當下不一定能確知這份貢獻的影響有多大，但是你的心會明確地知道這份努力會對人有幫助，這樣就足夠了。歷史上許多對人類有很大貢獻的發明，像電燈、電話，發明者在當初也不知道這項發現會對世界產生重大的改變。

懷抱貢獻為夢的出發點，然後依循著自己的興趣與專長設立目標，這是讓夢想能夠實現的另一個關鍵。伍焜玉相信能做自己有興趣的事是人生最幸福的事，他認為東方人對苦樂的定義缺少了對興趣這個觀念的思考，人生的忙碌若是為自己的興趣，那份忙碌叫作幸福而非辛苦，這是為什麼有些人能日夜拚搏，到老都精神奕奕的原因。所以認真找出自己的興趣與專長是影響人生快樂與否很重要的一件事。

目標確立後就要有苦幹實幹的精神。任何夢想的實現都需要付出心思與努力，光有夢想而不努力，這種態度只能讓夢想成為空想。有別於其他同學，伍焜玉在大學時期專心研讀複雜難懂的內科教科書，捨棄多采多姿的大學生活，專心定性為夢想扎根，終而蓄積了追逐更大夢想的能量。他說：「大學時期是確立目標、規畫方向及培養實力最重要的階段。」應該努力的年輕歲月若不能好好利用，成年的人生將為此付出代價。生命這件事有其必然的道理。

生命有其必然，卻也暗藏著讓人難以捉摸的不確定。不確定，讓人期待花開，享受豐盛；不確定也提醒人該步步為營，學習承受。變幻莫測的人生，總有讓人無法掌握的未知，辛勤努力的過程，不為人知的困難險阻常會在你毫無預警的時候挫敗你。失敗再站起來、不顧一切往前走，承受夢想旅程中的波瀾，跨越過去，夢想就會在不遠方。

挫折的來臨，有時好似惡魔阻擋人生去路，讓人陷入痛苦的深淵，但是換一個角度它卻可能是讓人更加壯大的考驗。若不是兒時的族群欺壓、若不是習醫受到種族歧視，伍焜玉不會找到臨床醫學研究的志向、也不會走向血液研究國際權威的道路，挫折是生命的禮讚。

不以抱怨面對問題、永遠默默努力正向以對，這個讓生命向前的態度，不管在伍焜玉身上或是在他父親的生命故事中，都清楚地看到圓滿豐收的果實。永不放棄，暗藏在惡魔身後的禮物才會在你通過考驗之後為你展現。

踏實努力的碼頭苦力、踏實努力的科學家，同樣擁有圓滿豐盛的一生。成功的人生如何定義很難說分明，但是踏實努力的人生態度，讓人無論身處在甚麼樣的環境，都能安然度過並且富足美滿。

社會上各行各業無論是木匠、水電工、工程師等，若能抱持著為人解決問題的態度，在自己的專業上努力精進，然後用自己的專長幫助別人，同樣都能擁有與人為善的快樂人生。正確的生命態度，是生命最重要的事。

快樂是什麼，伍焜玉說：「快樂是一種內在的感覺，當你覺得所做的事情對別人是有幫助的，而且是自己有興趣的事，內在的動力自然產生，生活自然樂在其中。」

做有助於別人的事情，生命好似在付出，實則卻是推動自己內心熱情動力的火炬，最後成就的是自己夢想的實現。這份夢想有多大、快樂就會有多大。找不到生命熱情動力的年輕人，若能把對社會、對生命的關懷當作生命的價值，就會有如《神隱少女》中為救父母而變得堅強勇敢、沉著冷靜，綻放善良熱情的千尋。

《神隱少女》這部動畫卡通的主題曲這樣寫著：「內心深處在呼喚，想要走入悸動的夢中，雖然悲傷總是會重演，但之後我一定會在某處與你相逢，人們總是不停地犯錯，但是他們只會記得那時天空的湛藍，雖然前途渺茫，但他們仍想雙手擁抱光明。」是的，生命要在熱情中擁有悸動的炫麗，儘管困難橫阻、儘管希望渺茫，每個人都該用心循著夢想的指引活出生命的色彩。

來自南台灣的伍焜玉，從弱勢的邊緣出發，沒有資源依然能因服務人群的夢想而活出輝煌的人生。擁有更多資源的現代人，夢想實現的可能性更高。要奮起而精彩，還是要庸然一生。

知名的生命鬥士海倫凱勒曾這樣說：「生命或是一種大膽的冒進，

或是一無所有。」這句話正是生命為與不為最佳的詮釋。奮起吧，向你悸動的夢中走去，踏上學習付出的快樂旅程，生命這件事精彩無比。

每一個生命都有無限可能的發展、每一個人生都可以開拓無盡的希望，相信自己，勇敢地讓夢想起飛。走出困住你的小天地，擁抱無限寬闊的世界，為更多的生命付出關懷、付出愛。翩然起舞會是你的未來，擁抱幸福會是你的祝福。未來不在別人身上、未來在你自己的手裡。打造生命核心價值，讓夢想乘著基因的翅膀高飛吧。

國家圖書館出版品預行編目資料

國際生醫翹楚——血小板先生伍焜玉傳 / 賴瑨萱著.
-- 初版. -- 臺北市 : 經典雜誌，慈濟傳播人文志業基金會，2014.02
280面；15 x 21公分
ISBN：978-986-6292-47-7（平裝）
1.伍焜玉 2.醫師 3.臺灣傳記

410.9933 103002481

國際生醫翹楚——血小板先生伍焜玉傳

作　　者／賴瑨萱
發 行 人／王端正
總 編 輯／王志宏
叢書編輯／朱致賢、何祺婷
美術指導／邱金俊
特約美編／蘇家綿
校　　對／賴瑨萱、朱致賢、何祺婷、張嘉玲
出 版 者／經典雜誌
　　　　　財團法人慈濟傳播人文志業基金會
地　　址／台北市北投區立德路二號
電　　話／02-2898-9991
劃撥帳號／19924552
戶　　名／經典雜誌
製版印刷／禹利電子分色有限公司
經 銷 商／聯合發行股份有限公司
地　　址／新北市新店區寶橋路235巷6弄6號2樓
電　　話／02-2917-8022
出版日期／2014年02月初版
定　　價／新台幣300元

ISBN 978-986-6292-47-7（平裝）
Printed in Taiwan